医学生・
若手医師のた

おカネの話
第2版

勤務医
個人投資家
Dr.K 著

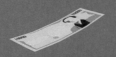

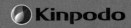

はじめに

　みなさん、初めまして。私は18年目の勤務医です。そして、15年来の個人投資家でもあります。私は貧乏な家に育ち、研修医になったときには何百万円という奨学金の負債をかかえた人間でした。

　金持ちの医師がテレビに出てくると、自分とは別世界の住人なのだと思いながら、研修医時代を過ごしていました。

　しかし、違いました。あのころの私がお金との付き合い方をわかっていれば、つまり、私にマネーリテラシーがあれば、あんな風には考えなかったでしょう。

　2024年から新NISAが始まり、医師の働き方改革も議論の的となり、これまで以上にマネーリテラシーを身につけることが問われる時代に突入しました。

　私は現在たくさんの資産を運用しています。いろいろな投資を経験してきましたし、その中にはたくさんの失敗や紆余曲折がありました。お金に関して、みなさんに私がしたようなつらい思いをしてほしくないので、それまでの個人投資家としての経験を、2019年に刊行した『医学生・若手医師のための 誰も教えてくれなかったおカネの話』に詰め込みました。本書はその改訂版で、前著同様、基本をおさえながら、新たに導入された新NISAなどについても解説しています。

人生もそろそろ折り返し地点に差しかかろうという私が、若い医学生や医師のみなさんに繰り返し伝えたいことは、「お金は大事」だということです。医師は聖職だといわれているからか、医学とお金って、まるで磁石のＳ極とＮ極、水と油のように扱われます。

　しかし、誰が何と言おうと「お金は大事」なのです。私たちは、小さいころからその事実に目をそむけることが正しいかのような教育を受けてきました。清貧こそが美徳、人様の前でお金の話なんてするもんじゃない、そう教えられてきました。でもそんな文化を遵守して、あなたは本当に幸せでしょうか？

　私が若いころにもっとやっておけばよかったなと思うことは、「お金に関する勉強」です。当時は、この本のようなお金に関する医学書なんて存在しませんでした。

　投資を始めるのなら、若ければ若いほどよい。医師をリタイアして、老後に投資の勉強を始めても、脳のキャパシティがついていきません。だから、この本を読んでいる人は、今すぐにでも投資の勉強を始めてください。10年、20年経てば、別世界が待っていますよ。

2024年４月　Dr.K

contents

Dr. K

　金融内科の指導医。院内でお金に関するコンサルトを受けている。医師の働き方改革でお金に注目が集まり、全国から金融内科に見学者が殺到している。

くれか先生

　元気ハツラツの女性研修医。浪費癖がひどく、「月給を超える支出」の記録を10ヶ月連続で更新している。

カネヅカ先生

　お金と食べ物をこよなく愛する外科医。元相撲部で、「ごっつぁんです」が口癖。最近、副業に興味がある。

カリタ先生

　救急部の若手ホープ。忙しそうにしているが、お金に困っており、たまにマネー・エマージェンシー・コールをかけてしまう。大学院に進学しようかどうか迷っている。

タメノ先生

　定年退職間近の現金大好きドクター。現金を数えることが趣味。妻がひどい浪費家であることを悩んでおり、開業して、たくさん儲ける未来を思い描いている。

金医先生

　過去、美容形成外科クリニックの開業を目指していた金融内科専門医。金融内科ローテート中にドクターKにあこがれ、投資の世界に足を踏み入れた。

第1章

収入編

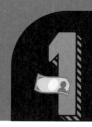

将来、年収は
どのくらいになるのか?

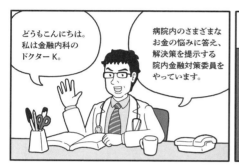

どうもこんにちは。私は金融内科のドクターK。

病院内のさまざまなお金の悩みに答え、解決策を提示する院内金融対策委員をやっています。

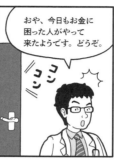

おや、今日もお金に困った人がやって来たようです。どうぞ。

コンコン

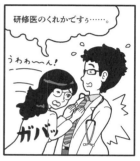

研修医のくれかですぅ……。

うわぁ〜ん!

ガバッ

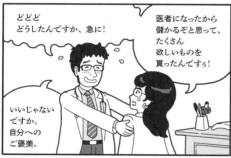

どどど どうしたんですか、急に!

医者になったから儲かるぞと思って、たくさん欲しいものを買ったんですぅ!

いいじゃないですか。自分へのご褒美。

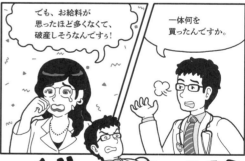

でも、お給料が思ったほど多くなくて、破産しそうなんですぅ!

一体何を買ったんですか。

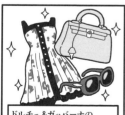

ドルチェ&ガッバーナの50万円の服と、エルメスの100万円のバッグとプラダの20万円の……。

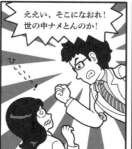

ええい、そこになおれ!世の中ナメとんのか!

ひぃぃ……

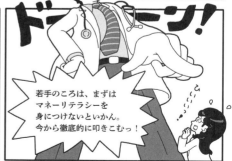

ドカーーン!

若手のころは、まずはマネーリテラシーを身につけないといかん。今から徹底的に叩きこむっ!

8

　私は医学生のころ、お金に関する知識がほとんどありませんでした。クレジットカードの仕組みすらよくわかっていない世間知らずでした。私がいまだに後悔しているのは、「あのとき、必死になってお金の勉強をしておけばよかった」ということです。

　この本を読んでいるのは、医学生あるいは研修医だと思います。将来どのくらいの年収になるか想像できていますか？　「別にそんなの知りたかないやい！」「お金のことを書くなんて不謹慎！」という人は、この本をそっと閉じてください。そして、海へ捨ててください（ポイ捨て禁止！）。

お金とは？

あなたにとってお金とは何ですか？

　この質問に、まず答えてみてください。どうでしょうか。

　お金とは、商品を手に入れるために我々人間の間で流通している交換手段です。お金には「交換」だけでなく、「尺度」「保存」という役割もあります。「尺度」とはものさしのことで、お金にはモノの「価値」を計るものさしの役割があります。ポテトチップスが100円で、いちごのショートケーキが400円という感じで、ある程度モノの価値というものは決まっています。高級店のケーキの場合、プレミアムが上乗せされてこれがもう少し高くなることもあります。次に「保存」とは、置いておくことです。お金には貨幣として貯蓄しておくことができるという機能があります。ポテトチップスもいちごのショートケーキも賞味期限がありますが、貨幣には基本的にそういった期限がありません。

　さて、冒頭の問いに戻りましょう。私は、お金をツール・手段だと思っています。何かを成し得るためのツールです。たとえば、本が欲しい、肉が食べたい、旅行に行きたい、そういった目的を達成するためのツールです。現

在の私にとっては、**家族を幸せにするためのツールです**。

　この本ではキレイゴトを言うつもりはありません。お金ですべてが買える
わけではないというのは事実ですが、世の中のほとんどのものはお金で手に
入ります。これは真理です。

> **格言**
>
> 金だけが人生ではない。だが、金がない人生もまた人生とは言えない。
>
> 　　　　　　　　　　　　　　**サマセット・モーム**（小説家）

　だから、お金そのものを人生の一つの目標にしている人もいるのではない
でしょうか。私はそういう人生も全然アリだと思っています。お金を汚いも
の、卑しいものというとらえ方をしている人は、実はあまりお金を稼ぐこと
ができません。私がそうだったからです。

　私は、リーマンショック直後から投資を始め、現在約15年の投資歴があり
ます。個人投資家の間ではそこそこ中堅レベルといったところです。私は、
奨学金で医学部に通うくらい貧乏な家に生まれたので、高校生・医学生時代
はお金で非常に苦労しました。そのため、お金を稼ぐということに関して、
なんだか**敵意**のようなものを持っていました。だから、地域医療に携わる清
貧の医師をテレビで見ると「かっこいいなあ」と思っていましたし、豪邸に
住んでいる金遣いの荒い医師をテレビで見ると「僕の目指す医師像ではない
なあ」と思っていました。

　日本ではお金を稼ぐことは、いまだに悪いことだという風潮が残っていま
す。「悪銭身につかず」がすべての金儲けに共通するような価値観が根付いて
います。私もそういう観念にとらわれ、お金に対してネガティブな思いを持
ったまま成長してしまったのかもしれません。

　後で述べますが（→p.278）、私は、ある指導医と出会ったことで、マネーリ

テラシーを極限にまで高めることができました。お金を稼ぐ術を得たわけではなくて、「お金を冷静に見ること」ができるようになったのです。覚えておいてください、「お金を冷静に見ること」が重要であると。そして、これがこの本を通して得られる最強のアウトカムです。

　私は、お金の仕組みを知り、相場に右往左往することが減り、資産は倍々に増えました。現在40歳を超えましたが、資産もとうとう15億円を超えてしまいました。「ドクターK、ドヤってんな」と思う人も多いでしょうが、できるだけお金が増えていく手法をこの本でお伝えしたいと思っています。

　あなたにとって、お金は目的ですか？　手段ですか？　それを考えながらこの本を読んでみてください。

医師の収入

　まず、世の中がどのくらいの収入なのかを知る必要があります。国税庁の民間給与実態統計調査によると、2021年に給与収入が1,000万円超1,500万円以下であったのは、給与所得者全体の3.5％とされています（表1-1/p.12）。それ以上の収入がある人は1.4％しかいません。医師はこのあたりに位置しています。100人に1人くらい存在する高給取りなのです。

　厚生労働省が公表している、「令和4年賃金構造基本統計調査」[1]によると、医師の平均年収は1,429万円（平均年齢44.1歳）とされています。これはだいたい、医師10〜15年目あたりで達成可能な額であることをまず知ってください。私も、現在このくらいの額面年収だと思います。額面年収というのは、勤務先などから自分に対して支払われる金額の合計で、税金などが引かれる前のものを指します。経験上、常勤勤務医で現役バリバリの場合、だいたい「○年目の医師の年収＝○×100万円」という公式が成り立ちます。20年目で2,000万円ももらえないところもざらにありますが。

表1-1　給与階級別給与所得者数・構成比（令和3〈2021〉年分）

所得区分	人数(千人)	割合(%)
100万円以下	4,251	8.1
100万円〜200万円	7,011	13.3
200万円〜300万円	7,818	14.8
300万円〜400万円	9,145	17.4
400万円〜500万円	7,882	15.0
500万円〜600万円	5,527	10.5
600万円〜700万円	3,526	6.7
700万円〜800万円	2,432	4.6
800万円〜900万円	1,518	2.9
900万円〜1,000万円	1,004	1.9
1,000万円〜1,500万円	1,850	3.5
1,500万円〜2,000万円	432	0.8
2,000万円〜2,500万円	136	0.3
2,500万円超	166	0.3

国税庁. 令和3年分民間給与実態統計調査－調査結果報告－. 2022.
https://www.nta.go.jp/publication/statistics/kokuzeicho/minkan2021/minkan.
htm より引用改変(2024年1月28日閲覧)

　まぁ、だいたい30代で年収1,200万円は達成でき、その後、年齢とともにゆるやかに収入が増えていくということを覚えておいてください。ちなみに、**研修医時代は、額面年収が400〜600万円くらいの人がほとんど**です。研修医時代は常勤でも非常勤でもさほど給与には差がないことが多いですが、医師5年目、6年目と年齢を重ねていくにつれ、常勤のほうが給料の上がりがよくなっていきます。

　なお、**中堅医師になると常勤と非常勤では年収に天と地ほどの差があるので注意してください**。驚くべきことに、医師10年目を超えているのに非常勤で働いていて「なぜ給料が増えないんだろう？」と首をかしげている人もいます。そのため、自分が常勤なのか非常勤なのかを知っておくことは、とても重要です（→p.26）。

手取り収入

さて、みなさんは額面年収のうち、どのくらいが手元に残るかおわかりでしょうか。実は、意外に知られていないのが、社会保険料と税金の重みです。特に医学生や、まだ働き始めて間もない研修医にとっては、実感がわかない話かもしれません。

働く前に知っておきたいポイントは、**手元に残る現金は、額面年収が多ければ多いほど相対的に手取りが少なくなるということ**（図1-1）です。乖離が大きいのです。給与所得が1,300万円を超えるあたりから、手取りが全然増えなくなることは多くの医師が実感しているところです。

たとえば、額面年収1,200万円の手取り年収は約850万円です。12で割ると、だいたい1ヶ月あたり約70万円です。賞与が支給される月とそうでない月を平均するとこのくらいの手取りがあるということになります。

また、額面年収約2,000万円の手取り年収は約1,400万円です。年収2,000万円あると「すごい富裕層」みたいなイメージがあるかもしれませんが、600万円も社会保険料と税金でとられてしまうのです。額面年収が1,000万円を超えてくるとこの乖離が激しくなってくるので、医師にとってはいかに手取り年収を多く残すかというテクニックが必要になります。それはまた後述します（→p.141）。

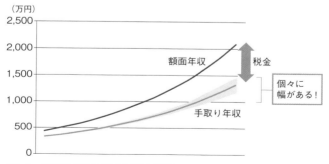

図1-1　額面年収と手取り年収の概略

なお、フルタイム勤務の割合が減ることもあって、男性に比べると女性の年収は低いです。現在は男性も育児休暇を取る時代になっていますが、それでも女性のほうが働き方という点ではまだまだ不利な現状があります。

収入と所得

　収入から必要経費を差し引いたものが所得です。そのため、「収入＞所得」の関係が成り立ちます。サラリーマンの場合、収入から給与所得控除を差し引いたものが所得です。

なぜ医師の収入は多いのか？

　前述したように、医師の収入は多いです。あまり心証はよくないですが、これは学歴社会だからだろうと思っています。医師が学ぶべき知識量やスキルは確かに高い水準が求められますが、収入が多いのは難しい仕事をしているからではありません。また、命を預かる大切な仕事に就いているから、という抽象的な理由でもありません。

　これは、**医学部の参入障壁が高いから**です。医師数は増えていますが、まだまだ倍率は高い世界だと思います（図1-2）。

　もし、不当に高い給料をもらっている職種があるとすれば、市場原理が働いて必ず適正水準に落ち着きます。世の中の需給とはそういうものです。しかし、医師にはこの市場原理というものが働きません。理由は、厚生労働省が医学部の定員を厳密に規定しているからです。

　将来的には医師の収入は減っていくと思います。それでも周囲のサラリーマンと比べると高い水準を維持するでしょう。都市部ではなく、**僻地の医師では数十年後も年収1,500万円以上はもらえる可能性が高い**と思います。給

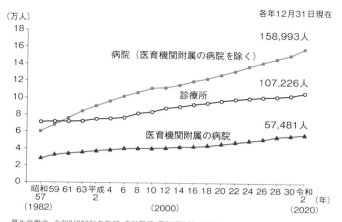

各年12月31日現在

（万人）

18
16　　　　　　　　　　　　　　　　　　　　158,993人
14
12　　病院（医育機関附属の病院を除く）
10
8　　　　　　　　　　　　　診療所　　　　　　107,226人
6
4　　　医育機関附属の病院　　　　　　　　57,481人
2
0

昭和57 59 61 63 平成2 4 6 8 10 12 14 16 18 20 22 24 26 28 30 令和2（年）
（1982）　　　　　　　　　　　　　（2000）　　　　　　　　　　　　（2020）

厚生労働省. 令和2(2020)年医師・歯科医師・薬剤師統計の概況.
https://www.mhlw.go.jp/toukei/saikin/hw/ishi/20/index.html より引用（2024年1月28日閲覧）

図1-2　施設の種別にみた医療施設に従事する医師数の年次推移

料に差があるのに都市部に人気があるのは、適正な症例数で経験が積めること、働きやすく QOL が維持できること、住みやすいことなどいろいろあります。

これからの医師の収入

　先ほども書きましたが、将来、**医師の給与は下がっていく可能性が高いです**。これは多くの経済学者が指摘していることです。特に2035年以降に顕著になるでしょう。

　なぜでしょう。まず、超高齢社会となり、医療費がどんどん国の財政を圧迫しています。そのため、国は「診療報酬」という病院に対する支払いを下げていきたいと考えるようになります。国から病院に支払われるお金が減るということは、当然その中で働いている人の給与も下がるということです。

　1973年に「無医大県解消構想」が提唱され、いろいろな地方医大が誕生し

ました。その後、医学部の定員は増加し続けました。医師が余る状況となり、全体の定員を減らす方針に変更され、2000年代半ばにはそこまで減らすかというくらい医学部の定員が減りました。

　超高齢社会に直面し、その次は医師が足りなくなるという観測が出て、2008年以降は医学部定員を増やす閣議決定となりました。2009年には定員は急増し、以降じわじわと人数が増加し、年間9,000人以上の医師誕生を維持しています。直近でやや減少していますが、それでもかなり高い水準で医学部の定員を確保している状況です（図1-3）。

　団塊の世代が2025年あたりから後期高齢者になります。そして、高齢者の要介護者が増えると予想されます。コロナ禍で露呈したのは、地域医療の弱さです。高齢者が多数入院できない事態になり、オンライン診療などデジタル化を進めていく必要があります。

　医師の数は 図1-2（→p.15）に示したように、じわじわと増えています。私が生まれた1980年代（昭和55年〜平成元年）と比べると、なんとその数はほぼ2倍です！　昔は、よくぞ半分の人数で病院を回していたな、と思います。

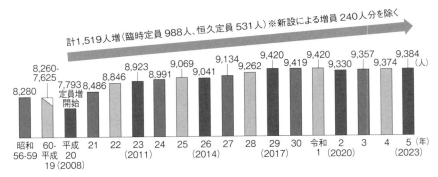

文部科学省. 令和5年度 医学部入学定員増について. 2022.
https://www.mext.go.jp/content/20221017-mxt_koutou02-000025506-02.pdfより引用（2024年1月28日閲覧）

図1-3　医学部の定員

　2025〜2030年あたりまでは患者数と医師数のバランスがとれているので、そこまで給料は減らないと思います。しかし団塊の世代が次第にいなくなってくる2035年を越えたあたりから相対的に医師過剰に陥るため、おそらく我々医師の給料は減ってくるのではないかと考えられます。**医師に配られるお金を取り合うような構図**となるでしょう。

　現在、診療科別では、給料に差がないのが現状です。これは病院ごとに給与規程が統一されているためです。今後、内科医・外科医は医師数を増やす必要がありますが、皮膚科医・耳鼻咽喉科医・眼科医は過剰とされています。

　みなさんが何科を目指すとしても、「現在の医学部定員が増えて、将来の医師も増えているが、医療費を増やす予定がなく、団塊の世代が亡くなっていく。だから、当然将来的には医師の給料は下がりますよ」というロジックが成り立ちます。

　現在の高い平均年収は、ボーナスステージの時期を見ているだけなのかもしれません。

　そのため、今から医師としてバリバリ働く人は、**経営基盤がしっかりした病院で働くべき**です。赤字経営で、人件費を削らなければ診療報酬の引き下げに対応できないような病院は避けるべきです。国公立の病院で黒字を維持できているところは少ないので、病院をどんどん建て替えているグループを狙うのも手です。ただ、これは今すぐという話ではありません。研修医時代の話ではなく、今後の終の働き場を選ぶ上での話です。コロナ禍で、財務が脆弱な病院はそれなりに露呈しました。コロナ禍で辞職者が多かった病院、職員の募集が常にかかっているような病院には注意が必要です。

　また、都道府県別で見ても（図1-4／→p.18）、都市部には医師が飽和してくる可能性があります。意外にもベッドタウンの埼玉県は結構少ないんだな、と気づかされます。働く地域も考慮したほうがよいかもしれませんね。

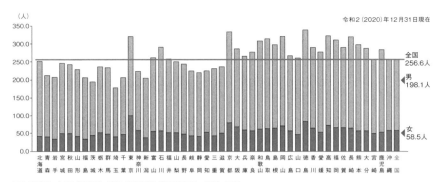

厚生労働省. 令和2(2020)年医師・歯科医師・薬剤師統計の概況. 2022.
https://www.mhlw.go.jp/toukei/saikin/hw/ishi/20/index.html より引用(2024年1月28日閲覧)

図1-4　都道府県別の人口10万対医師数

　だから医学生や研修医時代のうちに、マネーリテラシーを身につけ、将来のマネープランを画策することは、とても重要なのです。あまりおおっぴらに言うと周りに疎まれますが……。

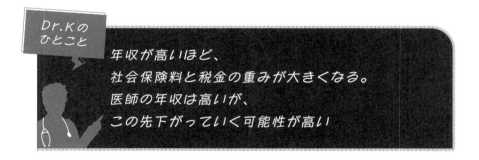

【参考文献】

1）厚生労働省. 令和4年賃金構造基本統計調査. 2023.
https://www.mhlw.go.jp/toukei/itiran/roudou/chingin/kouzou/z2022/index.html（2024年1月
28日閲覧）

2 給与明細書と源泉徴収票を読めるようになろう

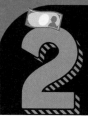

カネヅカ先生

> どうも、カネヅカです。これを見てください。

> ほほう、給与明細書ですね。ややっ！ 私よりも月給が高いですね！ うらやましい。

Dr.K

カネヅカ先生

> そんなことないですよ！ 見てください、これ、厚生年金ってのが引かれているんですよ！ なのに、将来年金が減るっていうじゃないですか！

> は、はい。

Dr.K

カネヅカ先生

> ……。明細書の読み方がよくわからないから来てみました！

> ズコー！

Dr.K

19

給与明細書を読めるようになろう

　給与明細書（図1-5）は、医師になると毎月職場（病院）から発行されるものです。給与明細書は**「勤怠」「支給」「控除」**の3項目で構成されています。「勤怠」は1ヶ月間に勤務した日数や時間などの勤務状況を記した項目で、「支給」は勤怠などに基づいて計算された職場からの支給額を示す項目です。そして、「控除」には社会保険料や所得税・住民税などの控除される額面が記載されています。

　職場の給与係も、計算ソフトや会計システムで自動計算できるよう管理していると思いますが、総支給額が間違いないかどうか、控除額が間違いないかどうか、差引支給額が間違いないかどうか、私たちはチェックする必要があります。確定申告する人もしない人も、給与が支払われた時点でまずはいったん税金が引かれます。1年間の社会保険料や税金をどのくらい払っているかについては、1年間の給与明細書をまとめた**「源泉徴収票」**（図1-6／→p.23）

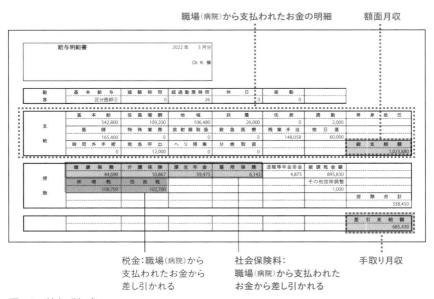

図1-5　給与明細書

でちゃんと報告されます。

給与明細書を毎回眺めて、「**総支給額（額面月収）**」と「**差引支給額（手取り月収）**」の差をいつも認識しておいてください。この給与明細書の場合、額面月収は約100万円ありますが、手取り月収はそこから30万円以上安くなるのです。税金って意外に大きいですよね。

だから、「額面月収100万円くらいだぜ」などと鼻高々に自慢しても、手取りはこれよりも大きく下にあることを知っておく必要があります。

私は医師の家計調査やアドバイスをすることもあるのですが、その場合に相手の年収を聞くと、医師は決まって額面年収を答えます。大きく見せたいという心理が働くのでしょう。家計をやりくりする上で重要なのは、額面ではなく手取り年収です。節税などによって、いかに手取り年収をたくさん残すかが大事になります（→p.141）。

源泉徴収票を読めるようになろう

源泉徴収票（図1-6／→p.23）とは、給与明細書を1年分まとめたものです。確定申告する人もしない人も、年に1回職場から発行されるはずです。

そもそも源泉徴収というのは、給与や報酬などを支払う人が、その際所得税や法人税といった税金（源泉所得税）を差し引いて、それを国に納税する仕組みのことです。源泉とは、その名の通り湧いて出てくる温泉の源です。この場合、水をお金にたとえて、給与や報酬を支払う立場のことを源泉と定義しているのです。

源泉所得税

会社などの源泉徴収義務者が、所得のある者に代わって国へ納める所得税のこと。そのため、基本的に勤務医は確定申告をしなくても済むわけです。

しかし、この源泉徴収票、ものすごく読みにくく、老眼の医師なんかにはかなり厳しい。また書いてある項目も専門用語ばかりで、見慣れていないと何のこっちゃわからないと思います。大事なのは、年間でどのくらい職場から給与が支払われたか（支払金額）、そしてどのくらい税金を支払っているかを確認することです。

「支払金額」とは、1年間の給与総額のことで、これが額面年収です。所得税などの税金や社会保険料を控除する前の年収です。さて、その右に書かれている「給与所得控除後の金額」というのは、「支払金額」から**給与所得控除**を差し引いた金額です。給与所得控除というのは、給与所得者の経費に該当する額で、給与収入によって概算で決められています。この源泉徴収票の場合、195万円です。昔はもっと多かったのですが、どんどん下がっています。そのため、1,615万2,690円－195万円＝1,420万2,690円が、「給与所得控除後の金額」ということになります。ちなみに、給与所得控除の額は源泉徴収票には記載されません。

所得控除額とは、社会保険料控除、生命保険料控除、配偶者控除、扶養控除、基礎控除などのことです。これらの控除金額を合計したものが、**「所得控除の額の合計額」**です。この場合、約240万円になっていますね。

そして重要なのが、**「源泉徴収税額」**です。これは、「給与所得控除後の金額」から「所得控除の額の合計額」を差し引いた金額に税率を掛けて計算されたものです。詳しい計算法は割愛しますが、要は、この源泉徴収票を見る

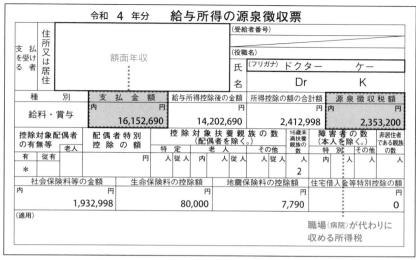

図1-6　源泉徴収票

と社会保険料約193万円、源泉徴収税約235万円、すなわち400万円以上が引かれていることがわかります。

　源泉徴収票には手取り年収は書いていませんので、自分で計算する必要があります。この源泉徴収票では、手取り年収は「支払金額（1,615万2,690円）－源泉徴収税額（235万3,200円）－社会保険料（193万2,998円）＝1,186万6,492円」になります。給料から差し引かれている「住民税」は源泉徴収票には載っていませんので、もう少し詳しく算出するならば、手取り年収から支払った住民税額を差し引く必要があります。ただ、そこまでして細かい手取り年収を調べる必要はないでしょう。ちなみに、確定申告をすると、かなり細かく数値が記載され、見やすくなるので具体的な手取り年収もよくわかるようになります。

　職場の年末調整のときに、生命保険料控除の書類や住宅ローンの残高証明書などを持ってくるように言われると思いますが、自身で確定申告するときはこれらを2〜3月に税務署に提出します。そのため、年末調整の調査が始まった時点で、職場の給与係などに「今年は確定申告します」と伝えなけれ

ばいけません。

用語

年末調整

　通常、勤務医は源泉徴収税や住民税などを天引きした給与を支給されています。このときに天引きされている源泉徴収税は、あくまでその時点での扶養家族の数などをもとにした概算であり、年間の所得税額の計算は、生命保険料控除や住宅ローン控除などを適用した上で再計算されます。この年間の所得税額を確定させる手続きを「年末調整」と呼びます。病院（職場）が年末調整を行うことにより、勤務医は確定申告をする必要がなくなるのです。

　給与明細書と源泉徴収票は捨てないでください。これらは、税金の処理にのちのち使うことになるかもしれない上、自身の給与がこれまでどういう推移なのかを把握するためにも重要な記録になります。私は、給与明細書はすべて時系列にそろえて保管し、源泉徴収票は3枚ほどコピーを取って保管しています（確定申告のときに1枚提出する必要があるので、コピーを取らなければ手元からなくなります）。

　読み方を知っておくこともとても重要ですが、どのくらい自分が稼いで、どのくらい税金を払っているのかを把握しておく必要があります。お金の動き、すなわちキャッシュフローを常に意識するため、これらは少しでも読めるようにしておきたいですね。

Dr.Kの
ひとこと

額面年収と手取り年収は全然違う。
給与明細書と源泉徴収票は
手元に残しておくこと

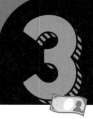

3 常勤か非常勤か常に意識せよ

カリタ先生

救急部のカリタです。非常事態です！

どうされましたか、お金の急変ですか！？

Dr.K

カリタ先生

自分が常勤なのか非常勤なのかわからず、マネー・エマージェンシー・コールです。

そんなことでエマージェンシー・コールしたら笑われますよ。カリタ先生は常勤ですよ。以前、辞令式に出ていたじゃないですか。

Dr.K

カリタ先生

あ、そういえば、ウチの救急部に助けられなかった男の子の霊が出てくるんですよ……。

それは地縛霊！

Dr.K

26

　勤務医の給与が跳ね上がる瞬間があります。それが、非常勤から常勤への ステップアップです。一般的に**卒後6〜7年目あたりで大きな決断を迫られ ることが多い**ので、覚えておいてください。

　日本は医師免許をとって1〜2年目が初期研修医、3〜5年目を後期研修医 と呼んでいた歴史があり※、基本的に常勤扱いになるとすれば6年目以降とい うのが通例です。

※今は、初期研修医を「研修医」、後期研修医を「専攻医」と言いますね。

雇う側にとって非常勤は願ったり叶ったり

　非常勤と常勤の違いをご存知でしょうか。法律では、「病院で定めた医師の 1週間の勤務時間が、32時間未満の場合は、32時間以上勤務している医師を 常勤医師とし、そのほかは非常勤医師として常勤換算する（医療法第25条第1項 の規定に基づく立入検査要綱）」と定められています。しかし、実際にはバリバリ 激務をこなしている非常勤医師が存在するのも事実で、このような規定は病 院ごとの裁量にゆだねられている部分もあります。医師に対する勤務改善に 労働基準監督署が本腰を上げ始めており、未払い賃金問題がいろいろな病院 で指摘されつつあります。

　研修医時代は、昔は非常勤扱いがあたり前でしたが、最近は常勤扱いのと ころが増えています。非常勤であっても実質病院で定期的に働いているわけ ですから、福利厚生もしっかりしていることが多いです。そのため、常勤医 師と同じく給料から社会保険料が天引きされているはずです。

　ただ、病院にとって、アルバイトのような非常勤職員を雇うのは願ったり 叶ったりなのです。**社会保険料が発生しなければ、コストが削減できるから** です。しかし、医師にとって非常勤で働くことはデメリットが多い。待遇面 でありとあらゆる手当が削減され、確定申告も自分でしないといけません。 この場合、福利厚生もあってないようなものです。

社会保険

　社会保険とは、**健康保険**（通院・入院、長期休業の際の生活保障、出産費用、産休中の生活保障など）、**介護保険**（要介護時の保障）、**年金保険**（老後の生活保障、遺族の生活保障、障害状態の生活保障）、**雇用保険**（失業した場合の生活保障）、**労災保険**（業務に起因する病気やケガによる休業中の生活保障）の5つです。労災保険は勤務医のために病院が保険料を負担しているため、勤務医が支払うことはありません。介護保険の支払いは40歳からです。社会保険料は給料から天引きされます。

非常勤の勤務体系

　非常勤には、**「定期非常勤」**と**「スポット」**の2種類があります。定期非常勤は、週に定められた回数と時間、病院に勤務する方法です。スポットは、単発のアルバイトに応募して働く方法です。その日だけで終わる案件が多く、健康診断、予防接種、当直などが該当します。定期非常勤と比べてスポットのほうが時給は高いので、フリーランスにとっては後者のほうがコスパよく働けます。

　ただし、非常勤医師は守備範囲が広くなります。内科、皮膚科、小児科など診療科を問わず募集があります。そのため、内視鏡ができる、急変対応ができるなどの条件が付随していることが多いです。

　そのため、特にスポットの非常勤は即戦力としての働きを期待されており、一定期間経験を積んでいる医師のほうが有利です。

非常勤医師の収入

　非常勤医師は、時間あたりの給与計算になっていたり、ボーナスが少なか

ったり、常勤医師と比べて安定した収入は維持できません。また、研修医と名のつく医師の中には非常勤扱いの人も多く、その収入は低いのが現実です。社会保険などの保障はしっかりしていても、給料はベラボウに低くおさえられているはずです。一方、フリーランスとして非常勤でいろいろな病院で働いているベテラン医師は、時給1万円以上の高い待遇のアルバイトを掛け持ちしており、結果として常勤医師よりも多くの収入を得ていることがザラにあります。

前述した勤務医の平均年収1,200万円程度を所定労働時間で除すると、時給は6,000〜7,000円の間におさまると思いますが、**非常勤のほうが時間あたりの待遇がよい**というのが現実です。ただし、フリーランスでない人は、その病院の規程に合わせた非常勤給与体系に甘んじることになるので、結果的に非常勤医師の多くは常勤医師の給与より安くなってしまうのです。

大事なのは、業務規程を見て、自分が非常勤から常勤になれないのか掛け合ってみることです。日本人は、欧米人と違ってこうしたネゴシエーションがものすごく下手です。足元を見られて、長らく非常勤に甘んじている勤務医もいます。**一定期間が経過した後、その病院で「常勤」になるのか「非常勤」になるのか、しっかりと見極めることが大切です。**

格言

交渉とは、相手から最善を引き出すことだ。

マーヴィン・ゲイ（ミュージシャン）

非常勤医師の健康保険

常勤医師は、勤務先の病院が加盟している社会保険に属する形になるので問題ありませんが、非常勤医師の場合、自分自身で勤務先に申し出て社会保険に加入しなければいけません。このとき加盟するのは、地方自治体が扱う国民健康保険や、医師会などが扱う医師国民健康保険です。

非常勤医師の場合、常勤医師の労働時間の4分の3以上勤務する場合、病院での社会保険の加入が可能ですが、4分の3に満たない場合は、国民年金と国民健康保険へ加入しなければいけません。このあたりも職場に確認が必要です。

　月々の保険料については、非常勤医師だと社会保険料が安くなることがあり、同じ額面収入1,500万円であっても、非常勤医師だと手取り額が多いという現象が起こります。

非常勤医師のメリット

　「常勤的な勤務をしていない限り」という条件つきですが、急変や急患で夜中に呼び出されることや電話がかかってこないことは非常勤医師にとってうれしいことです。非常勤医師は常勤医師の勤務時間よりも短く、週に1〜3日の勤務であったり、1日の勤務時間が午前中のみだったりなど、融通の利く働き方が可能です。

　非常勤なのに常勤的に扱われ、こういうコールがありながら満足に手当ても出ない病院はブラック病院の可能性が高いです。私は常勤医師ですが、完全当直医制※が採用されているため、10年以上病院から電話がかかってきたことはありません。常勤・非常勤の業務内容は病院によってまちまちではあるものの、基本的に非常勤の責任は重くないと考えて間違いないと思います。

※基本的に、入院患者の対応は病院にいる当直医が対応し、主治医に電話がかかってくることはありません。

　また、子育てを主に女性が担う場合、女性にとっては非常勤のほうが働きやすいところが多いです。常勤で産休・育休を取れる病院もありますが、そう多くはありません。非常勤なら、おそらく15時台で業務が終了するところが多いでしょうから、保育園の迎えや夕食の準備などに余裕が持てます。勤務時間の調整が可能で、当直が免除されて、院内に保育園まであるという至

れり尽くせりの病院もありますが、日本でここまでやっているのはほんの一握りの病院だけです。

　さらに、女性の場合は、特に**出産を契機に勤務体系にかなり交渉を要する**ため、注意してください。子育てをしながら当直ができないというあたり前の事実すら、まったく理解されていないブラック病院もあります。常勤で働いて仕事中心の生活を選択するか、それとも、非常勤医師として働いてワーク・ライフ・バランスを重視するか、研修医になったころにぼんやりと考えておきましょう。

　あとは、しがらみが少なくなります。勤務医の場合、医局の意向であったり、院内の立ち位置を考えたりしながら仕事をしないといけませんが、非常勤医師は相互の関係は浅くなりがちです。しがらみが少ない分、ボランティア残業などを依頼される可能性も少なくなるでしょう。

非常勤医師のデメリット

　非常勤のデメリットは前述したような健康保険の問題だけでなく、**有給休暇が取れない**という点でしょう。子どもの急な発熱があっても有給で休むことはまず難しいです。研修医時代は、そういった福利厚生はある程度優遇されている病院も多いので、自分の働く研修病院の業務規程はチェックしておくべきです。病院見学のときにこの点をチェックできれば素晴らしいのですが、なかなか聞きにくいですよね。「本気でここで働きたいと思っているので、業務規程をコピーさせていただけませんか？」などと見学時にお願いしてみるのも手かもしれません。

　また、非常勤医師の定義である週32時間未満など、守られていない病院がほとんどです。若手の後期研修医は、非常勤なのに週60時間以上働いていることもまだ多く、働き方改革がどんどん進まないといけません。

若手医師は、自分の権利を主張することが難しい。「私は非常勤ですよ！」と言って15時台に帰ろうものなら、総スカンをくらうことだってあるのです。それをわかって酷な業務を強いている病院側に問題があります。

　なお、非常勤医師にはまず間違いなくまともな退職金がありません。大学の医局派遣で市中病院に赴いている人も病院を転々とするので退職金は微々たるものには違いありませんが、市中病院に腰を据えて20年くらい勤務している医師は、それなりに退職金が出ます。そのため、最終的には非常勤医師の生涯収入は常勤医師よりも少なくなると考えられます。さらに、非常勤医師で厚生年金の加入要件を満たしていない場合、将来受給する年金額も常勤医師より低くなることを知っておきましょう。そのため、非常勤医師は、老後に必要なお金は自分で用意する必要があります。

非常勤最大のデメリット

　私には非常勤医師をしている友人が何人もいますが、「なんだか世の中から置いてけぼりをくらっている感が否めない」という意見をよく聞きます。彼らはフリーランスとしてアルバイトをしながら生活しているわけですが、健康診断や救急アルバイトなどが多く、最先端のエビデンスに触れながら診療するということがないからでしょう。実はこの「**なんとなくやりがいがない**」というのは非常勤医師の大きなデメリットの一つだといわれています。「自分の医師としての信頼性が目減りしていくような感覚」は、非常勤医師によく見られます。

> **格言**
>
> 労働は生きるための手段であって、生きることではない。
> 　　　　　　　**ジョサイア・G・ホランド**（詩人・小説家）

　今、研修医で非常勤契約をしている人は、研修医はある程度優遇された非常勤だと思ってください。問題は、5〜10年目になっても非常勤扱いのまま

になっていることであり、勤務者自身がこれに気づかないケースもあります。少なくとも向こう何年か勤務する予定があるならば、自分は常勤になれないのかと進言すべきでしょう。

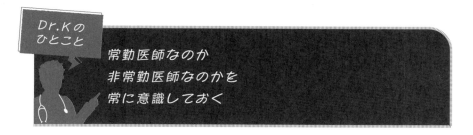

Dr.Kの
ひとこと

常勤医師なのか
非常勤医師なのかを
常に意識しておく

4 お金 vs 医師のやりがい

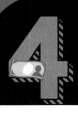

タメノ先生

先ほど病院の売店で494円の買い物をしていました。財布から現金を出すのに、もたついてしまって……。

ほうほう。

Dr.K

タメノ先生

そうしたら、後ろに並んでいた患者さんが「いまどき現金ッスか？」と言ってきたんですよ。

確かに、電子マネーなどを使う機会が増えていますよね。

Dr.K

タメノ先生

いやー、ぼくはね、現金しか信じていないんですよ！　だから、毎日硬貨を磨いているんです！

（タジタジ）

Dr.K

あなたの人生プランを考えよう

　さて、あなたはなぜ医師になったのでしょうか？　多くの患者さんを助けたい、安定した収入を得たい、などのいろいろな理由があるでしょう。医学生や研修医の時代は、人生プランなんて考える余裕があまりないかもしれませんが、中堅医師になってくると、医師としてのやりがいを優先するのか、収入を優先するのか、家族を優先するのかなど選ばないといけないターニングポイントが増えてきます。

　そのとき、**何を優先するのか、今からイメージしておいてください**。私は、できるだけ家族が経済的に豊かに暮らしていけるよう、収入を優先させました。実は、私はアメリカで医師をやるということにチャレンジしたかったのです。USMLE（米国医師国家試験）の勉強もしていました。しかし、結婚して子どもができてから、その考えは変わりました。家族の幸せが、人生においていちばん優先度の高い位置になったからです。器用な人は、アメリカで医師をやりながらも、家族を幸せにできると思いますが、私はそういうマルチタスクは苦手で、今の生活を選びました。

　極論を書くと、現在私は**お金のため**に医師を続けています。私は子どものころから医師になりたいと夢見てきましたが、それはそれで横に置いておいて、現在医師を続けるいちばんの理由は「お金のため」なのです。私のことを非人道的なクソ医師だと思った人がいるかもしれませんが、「お金のためです」と堂々と言える人は少ない。実際にお金が主目的であっても、そうだと言えないのが日本の社会なのです。お金がなければ、日々生活できません。お金がなければ家族を養えません。だから、お金は自分が自分として生きるための最上位の理由にあるべき事項なのです。次点に入ってくるのが、医師としてのやりがいだったり夢だったりします。

　「お金なんてどうでもいい、患者の笑顔や幸福がいちばんだ」と断言できる人は素晴らしいと思います。自分の経済的幸福よりも他人の幸せを願うこと

ができる人は、心から尊敬できます。ただ、そう断言している人でも、手取り月給が70万円から20万円に減ってもOKかと問われると、とたんに口を濁します。

　なぜでしょう？　お金じゃなくて、やりがいが大事なんでしょう？　おおん？（煽ってスイマセン）

　そういう医師としてのポリシーが強すぎると、「子どもを私立の学校に行かせたい」という話になっても、「ごめん、患者の命を救うことが生きがいだし、医師としてのやりがいを優先させたいし、大学院にも通っているから無理なんだ」と断らないといけない。ここまで極端ではないですが、薄給の医局員にとって大学院に通いながら子どもを私立の学校に行かせるのはなかなかたいへんです（→p.117）。

　医師を続けていく上で、自分が心に「こうでありたい」と思っている順番と、実際に必要としている順番の食い違いは、未来の自分を苦しめることになるので、若いころから自分の心と向き合うようにしてください。

清貧は美？

　「お金は汗水たらして稼ぐもの」「贅沢をせずにつつましく生活するのが日本人のあるべき姿」という意見は、特に高齢者に多いとされています。また、ベテランドクターにもこの意見は根強い。そのため、バラエティ番組に出てくるお金持ちを見て「金の亡者め」と揶揄しながら、まずい当直食を食べ、仕事の愚痴をこぼす。しかし、私の経験上、**こういう批判をする人って、本当は誰よりもお金が好きなんだと思います**。好きの裏返し。

　「貧すれば鈍する」という言葉があります。お金に困ると、周囲のさまざまなことに余裕がなくなってしまいます。気持ちも鬱々としてしまい、診療にも差し支えが出てしまうかもしれません。

「清貧こそが美である」という古典的日本人の価値観を捨てなければ、あなたの資産は増えません。清貧とは本来、無駄な贅沢を好まない理念のことを指しますが、ただ節制するだけでなく貧乏に甘んじるというイメージも定着しています。

> **格言**
>
> お金持ちを貧乏にしたところで、貧乏な人がお金持ちにはなれません。
>
> **マーガレット・サッチャー**（イギリス元首相）

私はレオス・キャピタルワークスという会社に資産の一部を投じていますが、その代表取締役会長兼社長であり、CEO、CIOも務める藤野英人さんが書かれた本『投資家が「お金」よりも大切にしていること』（星海社）には、いかに清貧という思想が日本をだめにしているかが書かれており、参考になります。

> アメリカでは、「お金持ちは悪いこと・汚いことをしてお金持ちになったに違いない」といった日本人にありがちな汚豊的な考え方はあまりないんですね。あったとしても、日本ほど強烈ではありません。単純にお金持ちが尊敬される文化があります。
>
> 『投資家が「お金」よりも大切にしていること』p.67より

これはおっしゃる通りで、日本人の多くは経済的に豊かな人を汚い人間だと見る"汚豊的"風潮があります。そうすることで、自身の貧しさを正当化し、自分がお金を儲けていないのは善良な市民だからだ、と思い込むのです。

しかし、これでは資産が増えない。

なぜかというと、清貧が美だと思っていると、消費に関して興味をなくしてしまうからです。私は100円単位で家計簿をつけています。何にどのくらい消費したのか、10年前までさかのぼることができます。お金は回さないと

いけない。儲けた分は社会に還元する。そうすることで経済が豊かになっていくのです。ひたすら貯め込んでも意味はありません。

　毎日の消費の中で自分のマネーフローが意識できている人のところには自然とお金が貯まっていきますが、逆に無頓着でがさつだとお金が貯まりません。ひどい場合、自分の貯蓄額が一体いくらかさえ認識していない医師だっています。

日本人は現金主義

　個人の金融資産の統計で、アメリカ・ユーロ圏・日本を比較した場合、日本の現金預金高（有価証券、株は除く）はぶっちぎりのトップです（図1-7）。これは何を言わんとしているかというと、**日本人は現金を貯め込むのが大好きな国民であるということ**です。日本人というのはお金を貯めることそのものが好きで、何にどのように使うかということにはあまり関心はありません。

　日本では、キャッシュレス決済が進みました。しかし、現金ではなくクレ

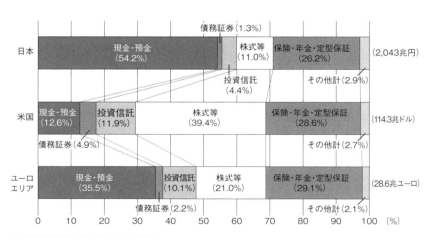

日本銀行調査統計局. 資産循環の日米欧比較. 2023.
https://www.boj.or.jp/statistics/sj/sjhiq.pdfより引用（2024年1月28日閲覧）

図1-7　日米欧における家計の資産構成の比率

ジットカードが使える場面でも、現金を財布から出している人が多いのが現状です。**見えない決済よりも、目の前で現金を支払うことへの信頼感が強い国**なのだと思います。

　コロナ禍で、現金のやり取りは衛生的にも避けられがちな国が増えましたが、日本ではこの現金の不潔さについては抵抗をあまり感じていません。電車の吊り革は触りたくないのに、現金は平気で触れます。余談ですが、意外と硬貨よりも紙幣のほうが細菌は定着しやすいという報告があります[1]。

　また、できるだけキャッシュレスを利用しながらポイントを貯めるほうが理にかなっています（→p.109）。

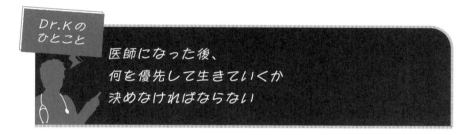

Dr.Kの
ひとこと

医師になった後、
何を優先して生きていくか
決めなければならない

【参考文献】

1 ）　Vriesekoop F, et al. Dirty Money: A Matter of Bacterial Survival, Adherence, and Toxicity. Microorganisms. 2016; 4 : 42.

5 勤務医 vs 開業医

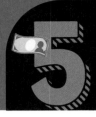

タメノ先生

私、定年退職したら開業しようかなーなんて思っていまして……。

おお、タメノ先生、素晴らしいです。頑張ってください。

Dr.K

タメノ先生

経営コンサルタントに「全国区のテレビCMを作りましょう」と言われたんです。コロナ禍で何かそういう手法で成功した会社があるでしょう、と言われて。

CMですか……。ちょっと怪しいですね……。

Dr.K

タメノ先生

奇抜なCMのほうが売れると聞いたので、『いやんダメ、あなたのためのタメノクリニック』というキャッチコピーでよいか相談に来ました。

ちょっと待てぃ！

Dr.K

勤務医と開業医のどちらが儲かる？

　一般的に開業医のほうが、勤務医よりも収入は多いです。この収入というのは、額面からもろもろを差し引いて残ったお金をイメージしてください。

　中央社会保険医療協議会の「第23回医療経済実態調査（医療機関等調査）報告」（令和3年実施）によると、医療法人や国公立病院、大学病院などで働く勤務医の平均年収は1,445万円です。　一方、開業医の平均年収は1,704万円で、勤務医と比べて高い水準にあります。

　診療科によって大きく差があるのは事実で、厚生労働省が発表している「外来患者数」と「診療所数」から計算すると、一般的な内科クリニックの場合、開業医1人あたりの年収が2,000万円を超えることもあります。

　「勤務医より平均年収が高いんだから開業医のほうがいいじゃん」というとそういうわけではありません。開業医は、いわばクリニックの経営者になるわけですから、その責任やリスクは勤務医に比べてベラボウに高くなります。またスタッフ育成も含め、何から何まで自身で処理しなければいけません。

　そしてもう1点、この開業医の年収には開業のときの借入金の返済費用やクリニック改修・建て替えの積立金などの経営資金が含まれます。「CTを買った」と嬉しそうに話していた知り合いの開業医がいますが、ペイできそうになく、つらい戦いを強いられています。

　そのため、リッチだと思われがちな開業医でも、意外に勤務医と大差がない場合もあるのです。

　診療科にもよりますが、内装工事費と医療機器の導入費用を合わせると5,000万円にのぼることもあります。運転資金や広告宣伝費を上乗せすると、場合によっては1億円ほどが必要になることもあります。

さすがに全国区のテレビCMを打つのはやりすぎなので、せめて地方のラジオやケーブルテレビ程度にとどめておいたほうがいいかもしれません。

　この多くを金融機関からの借入れによって賄います。開業医となるメリットは、うまく経営すれば収入が上がる可能性があることや、定年にとらわれずに引退する年齢を自由に決めて働けることです。しかし、集患がうまくいかず収入が不安定な場合、借入金返済や運転資金の工面で苦労する場合もあります。

　開業前、開業コンサルタントや医療機器業者などが「開業のお手伝いをします」というスタンスで近づいてきます。いろいろなオプションをホイホイつけていき、想定予算をはるかにオーバーしてしまうこともあるため、初期コストをいかにコントロールできるかが開業医としての船出に影響します。

　ちなみに、開業医で借入金のある人は全体の半数以上、開業して5年以内では8〜9割の医師が借入れを行っています（図1-8）。少しデータが古いですが、これ以降調査は行われておらず、現在もこの傾向は大きく変わっていないとのことです。

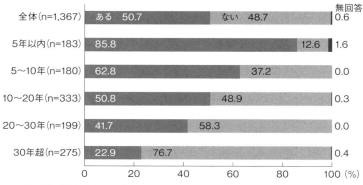

日本医師会. 開業動機と開業医（開設者）の実情に関するアンケート調査. 2009.
https://www.med.or.jp/dl-med/teireikaiken/20090930_21.pdf より引用（2024年1月28日閲覧）
図1-8　開業後年数別　借入金の有無（新規開業の場合）

内科クリニックのイメージ（私の友人「Dr.あい」の例）

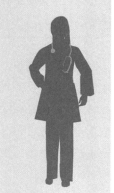

1ヶ月あたりの収入：約200〜300万円

1ヶ月あたりの支出：約130万円〜

人件費（受付2人、看護師2人：時給制）：60〜80万円

テナント費：30万円

光熱費：10万円

設備維持費：10万円

薬剤費：20〜40万円

医師会費・学会費など：5万円

消耗費：3〜5万円

1ヶ月あたりの純利益：約50〜150万円　＝　年収約600〜1,800万円

　開業当初は、1日10人来院があればよいほうで、コンスタントにたくさんの患者が来てくれるわけではありませんから、支出を切り詰めてもしばらくは赤字が続くくらいの覚悟が必要です。

　新規に開業するといろいろ設備投資が必要になるので、最近は**医院承継・医院継承**といって跡取りのいないクリニックを引き継ぐパターンが増えています。医院継承の場合、最初からある程度の外来患者数が稼げるので、赤字リスクは減ります。もともと事業価値が高く、集患も安定して黒字であるにもかかわらず、後継者がいないために、高齢化した院長が引退するときに廃院してしまうクリニックも少なくありません。なので、開業を考えている人は、積極的に医院承継・医院継承を狙っていくコスパ戦略も検討に値します。

用語

医院承継・医院継承

　クリニックを自分で一から育てていくのではなく、既存のクリニックや患者を譲り受け、新たなクリニックとして開業するスタイルのこと。

クリニックの理念やビジョンを引き継ぐ色合いが濃いものを「承継」、ただ建物や資産を引き継ぐものを「継承」と呼びますが、あまり区別されていません。

　問題なく経営ができた場合、トータルで見ると勤務医より開業医のほうが生涯収入は多いです。自己責任のもとストレスに耐えて頑張って運営するわけですから、それなりのプレミアムがないと。患者数を増やせば増やすほど収入が増えるというのは、勤務医にはない魅力です。自分の働きに比例して収入が増えるというのは、モチベーションの維持にはとても重要なことです。

　しっかりとしたデータがないので、私の憶測も入っていますが、勤務医の生涯収入は約3〜4億円、借金をして開業した新規開業医なら約4億円、借金の必要がない2代目開業医なら約4〜5億円、医院継承した開業医なら約4.5億円という感じになると思います。かなり若い時期に開業したり、開業そのものが成功したりすると、ケタがもう1つ上がることもありますが、開業医と勤務医では差がつかないことも往々にしてあります。

開業医の責任の重さ

　開業医は、勤務医とは異なり責任が重いです。

　まず代診してくれる人がいません。複数の医師を雇えるくらいの余裕があればともかく、ワンオペで回さなければならない医師は、体調不良に神経質になる必要があります。また、学会への参加が厳しいことがあります（休診にしてしまうクリニックもあります）。

　さらに、前述したように経営者として設備投資資金などの資金負担が発生します。銀行から借入れをする場合、要は借金を抱えて生活しなければならないという経済的ストレスが発生するわけです。たとえ年収2,500万円の理想の開業ができても、スタッフへの給与支払いと借金を返す生活から「あまり儲からないなぁ」と感じている開業医も少なくありません。事務仕事も勤務

医よりはるかに多く、診断書を書くくらいだと思っていると足元をすくわれます。月初めのレセプトチェック（病名・算定漏れ）、薬剤の在庫整理など、事務仕事は数えきれないくらいたくさんあります。しかし、経費削減のためには、勤務医時代にやらなかった仕事も、イヤでもやっていくほかありません。

> **格言**
>
> 業績を上げる最大のカギは責任感である。
>
> **ピーター・ドラッカー**（経営学者）

そのため、**年収を上げたいから開業するという短絡的なキャリアパスはオススメできません**。開業におけるいちばんの事業リスクは、医師自身の健康です。特に若いころ、健康に気を遣わず食べたいものばかり食べてきたセレブな中高年医師は、開業していきなりがんが見つかったり、倒れたりして、開業医を続けるどころではなくなることもありえます。

少し古いデータですが、勤務医と開業医をやってみて、診療面・管理面で負担に感じると思われることを図に示します（図1-9）。

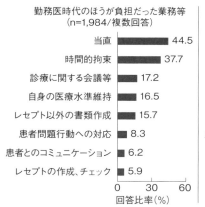
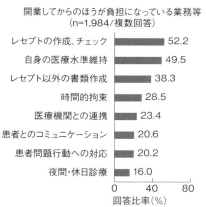

日本医師会. 開業動機と開業医（開設者）の実情に関するアンケート調査. 2009.
https://www.med.or.jp/dl-med/teireikaiken/20090930_21.pdf より引用（2024年1月28日閲覧）

図1-9　医師の負担の比較

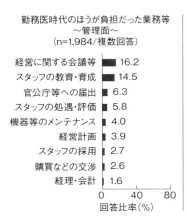

勤務医時代のほうが負担だった業務等
～管理面～
(n=1,984／複数回答)

経営に関する会議等	16.2
スタッフの教育・育成	14.5
官公庁等への届出	6.3
スタッフの処遇・評価	5.8
機器等のメンテナンス	4.0
経営計画	3.9
スタッフの採用	2.7
購買などの交渉	2.6
経理・会計	1.6

回答比率(%)

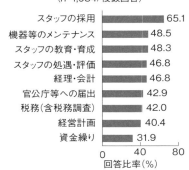

開業してからのほうが負担になっている業務等
～管理面～
(n=1,984／複数回答)

スタッフの採用	65.1
機器等のメンテナンス	48.5
スタッフの教育・育成	48.3
スタッフの処遇・評価	46.8
経理・会計	46.8
官公庁等への届出	42.9
税務(含税務調査)	42.0
経営計画	40.4
資金繰り	31.9

回答比率(%)

図1-9　医師の負担の比較(続き)

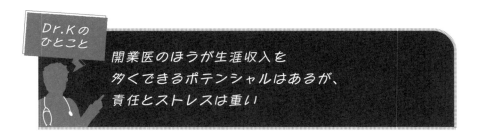

Dr.Kの
ひとこと

開業医のほうが生涯収入を
多くできるポテンシャルはあるが、
責任とストレスは重い

6 大学の医局に入るべきか？

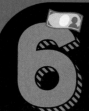

カリタ先生

K先生……。ちょっと相談があります。来年の春から大学院に入ろうかどうか迷っていまして。

Dr.K

ふむふむ。救急部の喧騒から、少し距離を置くのもよいかもしれませんね。

カリタ先生

でも……、よくよく考えると収入がほとんどなくて、ですね。そのためアルバイト三昧なんですけど、夜の当直とか結構体力的にしんどくて……。

Dr.K

たいへんだよねえ……。

カリタ先生

K先生は医局に入っているんですか？　あっ、某教授に目をつけられて、うちの病院に飛ばされてきたんでしたっけ。

Dr.K

……グハッ！黒歴史ッ！（吐血）

　エムスリーのアンケート調査によると、勤務医439人に対し、医局に所属しているかを尋ねたところ、全体で61.7％が「所属している」と回答しました（図1-10）。医局に所属している理由は、「勤務先の確保」が44.3％と最も高

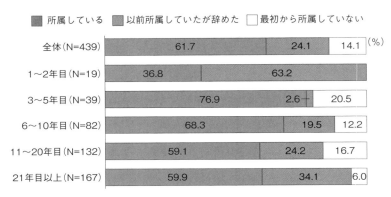

図1-10　勤務医の医局所属率

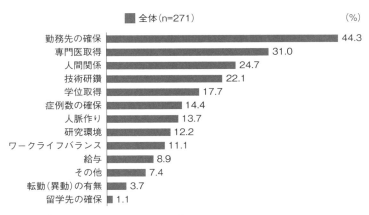

図1-11　医局に所属している理由

いものでしたが、卒後10年目までにおいては「専門医取得」が大きな動機になっていました（図1-11）。

　確かに、効率的に専門医を取得していくためには、相応の症例を経験していく必要があります。大学病院や医局の派遣で成り立っている総合病院だと、このあたりにメリットがあるということのあらわれでしょう。

「医局」のはじまり

　1893（明治26）年に、現在の東京大学である旧帝国大学がドイツの医学を手本にして医局講座制を導入しました。これにより、教授を中心としたピラミッド型の組織が成立しました。医局に所属する医師は、1〜3年程度のサイクルで関連病院へ転勤が命じられます。その人事権は医局長や教授などの上層部が握っていました。そのため、今の医局の上層部にいる医師たちは、若いころは転勤ばかりしていたのです。当時は自らの希望に関係なく転勤先を指定され、家族やプライベートが犠牲になっていました。

　現在では昔ほど露骨な医局講座制は少なくなりました。医局に属していても、自分の好きな職場で働いている医師も多くなった印象です。しかし、それでも医局が力を入れている研究や病院への派遣はいまだに続いているところに、医局講座制の名残を残しています。

　私もいつしか指導医になりました。私自身は医局に属していないこともあって、どちらかといえば「医局を辞めたい」という相談を受けることが多いことから、ちょっと医局にネガティブな印象を持っているかもしれません。それを差し引いて以下の文章を読んでください。

　若手医師に率直な意見を申し上げるとすれば、医局に入る・入らないは、自分がそこで得られるものがあるかどうか、つまり「**自分にメリットがあるかどうか**」を主眼に考えればよい、とアドバイスします。

大学院に入る意味を考える

　医局に入ると、あたり前のように大学院に入学します。きっぱりと断れる人もいるかもしれませんが、「入らないといけないよなあ」ということで頑張って大学院生活を送る人も多いでしょう。

　大学院に入るときには、ある程度預貯金が必要です。というのも、住民税は前年度の収入を基準に算出されるので、それなりの住民税を大学院1年目で払わなければいけないためです。また、大学院生はただの無職の学生なので、健康保険は自ら国民健康保険に加入する必要があります。国民健康保険料も、先ほどの住民税同様、前年の所得で計算されます。これがかなりキツイとよく耳にします。国民年金に関しては、学生納付特例制度を使って猶予を受けることができます。ただ、大学院生活が終われば、国民年金の負債を抱えた状態であることを痛感します。

　大学院は、大学によって費用がまちまちですが、平均すると入学料が約30万円、学費が年50〜60万円といったところでしょうか。

　また、大学院に進むと**給与はかなり少なくなります**。大学の講義などをやっていると月2〜3万円くらい出るところもあるようですが、まぁ、期待しないほうがよろしい。むしろ、大学院に授業料を支払う立場です。収入ゼロでは家族を養えないので、研究の空いた時間や夜間、土・日曜、祝日にアルバイトをし、収入を維持します。コスパのよいアルバイトで、医師の平均給与と同じくらいを維持することは可能ですが、週末が結構しんどいです。

　大学院は4年制で、卒業すると**医学博士号**が取得できます。医学博士号そのものは、大学院でなくても取得することができますが、これは俗に「論文博士」と呼ばれています。しかし、この論文博士と大学院卒の医学博士には天と地ほど差があるとされており、後者のほうがより"箔"が付いているのです。とはいえ、その"箔"は医局内で講師以上に昇進するときの条件に加味さ

れる程度のもので、世間一般からすればどちらも同じ医学博士です。個人的には、医学博士号はあってもなくてもよいと思っています。

昔から「医学博士号は足裏の米粒」と言われてきました。曰く、必ずしも取る必要はないが、取らないと気持ち悪いという意味です。数十年前はそう思う人も多くいましたが、今は、取らないと気持ち悪いという人はかなり少なくなりました。

大学の医局に入るということは、医局の方針で大学院にも入らないといけない（断れない）可能性があるので、後悔しない選択をしましょう。

格言

時間はあなたの人生の貨幣である。あなたが所有する唯一の貨幣であり、それをどう使うかを決められるのはあなただけだ。

カール・サンドバーグ（詩人・作家）

大学の役割を考える

大学病院は、利益が第一ではありません。患者に医療を提供するだけでなく、学生のための教育機関でもあり、医学の発展に貢献するための研究機関でもあります。だから、医師の総数が多いのです。

治療している患者が少なく、なおかつ医師の数が多いので、どの大学病院も一般病院に比べるとベラボウに給料が安いというロジックが成立します。アルバイトをしないと、まともな生計すら立てられません。リッチな生活などもってのほかです。

そのため、大学で働く医師には、医師だから給料がどーのこーのという議論は成り立たず、大学の教員だからこの給料ですね、という考え方に基づいて給料が支払われるのです。医師の給料という土俵にすら立てない現状があ

ります。

　最も問題なのは、医局の人手不足です。若手医師がより経済的にもQOLにも条件のよい研修病院で研修する傾向にあります（図1-12）。過重労働に陥った中堅医師の医局脱出が増えており、これをビジネスにしている転職サイトもありますよね。

　とりわけ、産婦人科や小児科などの女医が多い医局、そして患者を持たずアウトソーシングしやすい麻酔科や病理なども人手不足が深刻になりつつあります。

　現に、麻酔科などはフリーランスが増えており、日本麻酔科学会のアンケート調査によれば、一般病院の6割、大学病院の4割が外部からフリーランス麻酔科医を雇っているという結果を公表しています[1]。驚くべき結果です。

　これにより、給与体系はさほど変化していないのに、人手が足りないという事態が医局を襲いつつあり、給与も低い＆QOLも低い、というジリ貧の状態になっているところが出始めています。

　この状況に「私たちは医局のために頑張ってきたのに、滅私奉公しないなんて、とんでもない連中だ！」と不平不満を言っている上級医がたくさんいる医局は、崩壊していく可能性があります。今の時代、「自分の若いときは……」という武勇伝を酒の肴にしたところで、若手はついてきてくれません。

　反面、まったく新しい医局を作ろうと革新的な発信を続けているところは、むしろ多くの人材を獲得して、二極化が進んでいくかもしれません。

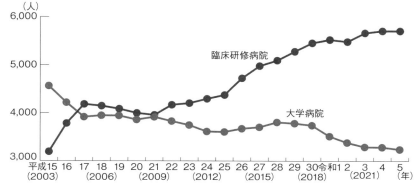

医師臨床研修マッチング協会. 病院数・学生数・募集定員・マッチ者数の推移. 2023.
https://www.jrmp2.jp/suii.pdfより作成(2024年1月28日閲覧)

図1-12　初期研修医のマッチング先

入局の対価

　まず、医局に属さず、市中病院のみで勤務医を続けていくことを考えてみ
ましょう。生涯の平均手取り年収を1,000万円、定年まで34年間働くとすれ
ば、3億4,000万円ほどの生涯収入が得られることになります（実際にはもう少
し高いところも多いですが、ここではコンサバティブに見積もります）。

　一方、大学の医局員として入局すると、大学院に属している4年間は無給
（給与支払いと大学院学費の相殺でゼロと仮定）として、それ以外の生涯の手取り年収
を600〜800万円と計算すると、600〜800万円×(34−4)年で、1億8,000万
円〜2億4,000万円くらいの生涯収入が得られることになります。医局の意向
で一時期留学したりすると、さらにこの生涯収入は減るかもしれません。重
要なことですが、これらの概算にアルバイトの収入は入れていません。アル
バイトは主たる勤務先から得られる給与ではありませんから、あくまで「上
乗せ分」の労働対価として考えるべきです。

　エムスリーのアンケートによると、勤務医439人を勤務先別に見た場合、大
学病院では大半の医師がアルバイトをしていることがわかっており、その収

入も501万円以上が計53.6％を占めています。アルバイトありきの生活になっています（図1-13）。

　さて、話を戻しますが、乱暴な試算では医局－非医局で、額面で1億円以上の差がついています。

　医局によっては、大学病院ではなく地方の市中病院へ派遣してくれることも多いですし、また家族構成・人生イベントなどで自分の希望する病院に勤務できることも増えていますが、「大学病院における医師の働き方に関する調査研究報告書」（文部科学省）においても、「現在、大学病院の医師の給与は、一般医療機関や国立病院機構と比べて、年収で500万円から700万円ほどの差が生じているため、大学病院の医師のほとんどは兼業や副業により給与差額分を補っているのが現状である」と明記されています。

　また、病院を転々とさせられた場合、退職金が雀の涙ほどしかないという現実があります。大学で「○○センター長」などといった新設のポストに就任する場合も、手続き上は退職扱いとなるところが多く、そうなると退職金

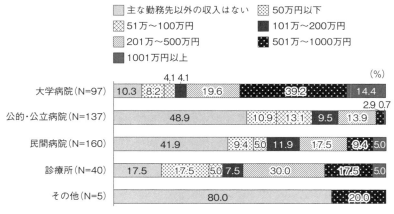

図1-13　アルバイトなど主な勤務先以外の収入

エムスリー. アルバイト収入が最も多いのは卒後6～10年目 - 医師のキャリア調査. 2023.
https://www.m3.com/news/iryoishin/1151918より引用（2024年1月28日閲覧）

は期待できません。反面、何十年とどっしり構えて市中病院に勤務した医師には、それなりの退職金が支給されます。医師という人生の晩期にも、大きく差がつく可能性を秘めているのです。

　個人差は大きいと思いますが、少なくとも医局に属することで、ある程度の「**生涯収入毀損リスク**」を抱える可能性があることは認識しておく必要があるでしょう。あくまで「リスク」です。経済的にプラスにはならず、マイナスの方向にいくことは確実です。

　要は、その差額分のプレミアムがあると思えるかどうかではないでしょうか。医局に入ることで得られる人脈や研究スタンスは、お金には替えがたいものです。

用語

医師の働き方改革

　2024年４月から医師の働き方改革の新制度が実施され、医師の年間の時間外・休日労働時間が原則960時間以内、月100時間未満に制限されました。ただし、医師不足の地域で緊急性の高い医療行為に従事する医師や、初期・後期研修医に限り、最大1,860時間、月100時間までの超過勤務が認められます。

　「医師の働き方改革」でアルバイト（外勤）が制限された結果、収入が減少してしまうことを懸念している医師は、現在たくさんいます。アルバイトによって給与差額分を補っていた大学の医局にいる医師が最もその影響を受けることになります。今後、医師の大学医局離れが進んでしまうことを危惧する声もあります。また、医師がアルバイト（副業・兼業）する際は、宿日直許可がなければ労働時間にカウントされてしまうため、注意が必要です。アルバイト先が宿日直許可を取得しているかどうかを確認し、常勤先に自己申告しなければなりません。

人生のターニングポイントでは常にお金のことを考える

　世の中、医局に入るためのビジネスは存在しませんが、医局を辞めるための（医局を辞めた後の働き口を探す）ビジネスは数多存在しますよね。これはなぜでしょうか？　答えは簡単です。中堅医師になって、医局にいることにメリットを感じられなくなる人が大勢いるからです。もっと言えば、若いころには考えもしなかったマネーのことを、中堅医師になってようやく考えるようになるからです。周囲の勤務医と同じくらいの収入を得たいと渇望するようになるのです。

　辛辣な言葉になりますが、あとで「医局を辞めたい」とギャーギャー騒ぐくらいなら、最初から医局に入らなければよいと思います。いちばんタチが悪いのは、医局に入ってから「給料が安い」「アルバイトをしないとやっていけない」と不平不満を述べる医師です。そんなこと最初からわかっていたはずです。

　人生のターニングポイントでは、将来の経済設計をもう一度考え直してください。もちろん、お金がすべてではありませんが、初期研修医の「オレ医局に入ろっかなー」という決断は、その先に待つ人生をもう一度考えてからにするべきです。**医局に入るか入らないかは、そんな軽い選択ではない**のです。医局に入ってしまうとなかなか抜けられません。

　開業すると決めている人の場合、医局に入って人脈をつないでおいて、開業後に連携を取るというやり方もあります。また、アカデミアの世界で生きていく上で、大学の医局に所属することが重要な場合もあります。

　なので、人生のいろいろなことを天秤にかけてください。

改革している大学病院もある

　大学病院をすべて同じ土俵で語るのは間違いだという意見もあります。実際に、佐賀大学医学部附属病院は「インセンティブ手当」というものを導入しています。外科の勤務医の負担を軽減する方法としては、外科医の数を増やすことやチーム医療体制の整備などが挙げられますが、佐賀大学医学部附属病院ではこれに加えて「労力の正当な評価が必要である」という理念が掲げられています。

　具体的には、手技料の５％を医師に還元しているようです。たとえば、冠動脈バイパス手術を行えば約４万5,000円、腹腔鏡下胃全摘術を行えば約４万1,000円といった感じです。やや外科に優遇された策ではありますが、私はこういう声が現場からどんどん上がるべきだと思っています。

　医師への支出が増え、病院経営がマイナスになるんじゃないかという懸念の声もありますが、実際には年間総額１億～３億5,000万円の支出増となったにもかかわらず、研修医の残留率の向上や看護師の離職率の激減につながり、病院収益は増大したことが示されています[2]。

　医局も生き残りをかけていますから、もし入局する場合は、恩義だとか義理で選ぶのではなく「勝ち組医局」と「負け組医局」をしっかりと見定めてください。

　日本人の勤務医は、報酬に関して疎い。実際に働き始めるまで「給与は業務規程による」という文面のみで、その子細を知らない人もいます。医学生や若手医師のみなさんは、どのくらい報酬がもらえるのか常に確認するクセをつけてください。

Dr.Kの
ひとこと

医局に入るメリットと
デメリットを天秤にかけよう。
「医師の働き方改革」で
柔軟な働き方が難しくなる可能性も

【参考文献】

1）日本麻酔科学会．麻酔科医のマンパワーに関する調査"マンパワーアンケート"．結果報告．
https://anesth.or.jp/files/download/news/suggestion20150109-1.pdf（2024年1月28日閲覧）

2）メディカルトリビューン．佐賀大方式「インセンティブ手当」とは？
https://medical-tribune.co.jp/news/2018/0424514021/（2024年1月28日閲覧）

COLUMN 1

退職金がゼロ円！?

　ある民間病院に勤めていた医師から相談を受けました。「退職金がなかった」というものです。「なかったって、ゼロ円ということですか？」と聞いたのですが、そもそも何と勤務先の病院には「退職金規程」そのものがなかったのです。

　ひい！ ホラー映画や！

　医師の退職金は、勤務形態や法人によって大きく異なります。まず、個人立の開業医は自分のクリニックそのものが個人の資産に該当しますから、退職金は出ません。そりゃそうです。

　医療法人立の開業医（理事長）の場合は「役員退職金」の制度を使えば、理事長給与額に見合った退職金を得ることができます。勤務医の私からは縁遠い話ですが、医療法人で得た利益を退職金も含めて個人にどう移転するかは、法人の節税テクニックでよく出てくる話題らしいです。また、フリーランスの非常勤医師は、勤務先の病院と"紙きれ1枚"同然の契約を結んでいます。契約書の中に特別な規程があれば別ですが、基本「退職金なんて出ない」と思っていたほうがよいでしょう。

　一般的な勤務医はどうでしょうか。まず、医局に属している医師は、勤務先を数年ごとに転々とすることが多いので、退職金はほとんど出ないのが実態です。退職金は勤務年数を重ねないと増えない仕組みであることが多いのですが、医局の都合で勤務年数がリセットされてしまうというわけです。無念すぎます。でもまあ、医局ってそういう清濁を併せ呑まないとやっていけませんので……。ただ、医局に属していても、中堅医師になると、ある程度勤務先が固定しますよね。10年、20年と勤務

すれば退職金がそれなりにもらえるかもしれません（後述のように医療機関によって大きく異なりますが……）。

　勤務先によって状況が大きく変わるのが、民間病院・診療所に勤めている場合です。冒頭のように、実は就業規則の中に退職金制度が設けられていない医療機関というのが、結構存在するようです。労働基準法には、もし退職金制度を作るなら、適用範囲や支払い金額の計算方法などを就業規則に明記するように（労働基準法89条3の2）という決まりがあるものの、退職金の支払いを義務付ける条文はありません。支払うかどうかは医療機関の自由なのです。

　では、こうした医療機関は医師の人件費を抑えたいがために退職金を支払わないのでしょうか。どうもそうではなく、医師に退職金を支払うくらいなら、毎月の給料にプレミアムを上乗せしたほうが、医師獲得競争の上で有利だと判断しているところがあるようです。私もそれを聞いて結構びっくりしたのですが……。

　つまり、「**ウチの給料高いっすよ！**」というヘッドハンティング案件には注意が必要ということですね。

　問題は、勤務医がこれについてちゃんと説明を受けていないことです。いや、説明を受けていても、マネーリテラシーがなさすぎて、説明された翌日にはもう忘れているのかもしれません。

　退職金制度がある医療機関では、どのような仕組みを採用しているのでしょうか。たとえば、シンプルな「**掛け算型**」を採用している場合をみてみましょう。勤続年数に応じて支給率を設定し（次の例では8年勤務で8.0）、「もうこの病院で働きたくない」などの自己都合退職の場合に、退職事由係数0.8と設定する場合、退職時給与が50万円だと、次のようになります。

退職時の基本給50万円 × 支給率8.0 × 退職事由係数0.8 ＝ 320万円

　ちなみに、この「係数」をかなり恣意的に設定している病院があります（退職事由でなく、ほかの項目でも係数を設定しているところがありますが、きちんとルールが明文化されていれば法律違反ではありません）。数字1つで退職金の金額が大きく変わるので、「その係数で勤務医たちはほんまにええんか……」という病院の話も耳にします。

　退職金制度の有無は就業規則で必ず定められています。「自分の退職金はどうなるんだろう」と気になる人は、勤務先の就業規則を見せてもらいましょう。就業規則には、退職金の計算方法まで必ず記載されています。労働基準法では、職場が作成した就業規則を周知する義務も定められています。なので、「就業規則を見せて」なんて言ったらモンスター職員と思われるかも……と心配する必要はありません。退職金に頼らず、定年退職後も医師として働き続けるのも手です。

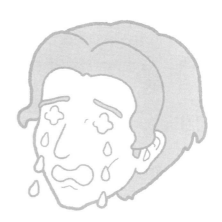

7 副業を持つべし

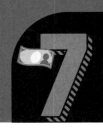

カネヅカ先生

……K先生、私、副業に興味があるんです。

いいですね、医師も副業することは可能ですよ！
で、どんな副業をされる予定なんですか？

Dr.K

カネヅカ先生

……元相撲部なので、覆面レスラーをやってみよ
うかと思いまして。

聞いたことない副業！

Dr.K

カネヅカ先生

ドスコイ！

ドスコイ……!?

Dr.K

複数の収入源を確保するのがベスト

　医師の中には副業してみたいなあと思いながら、「副業しても大丈夫なのだろうか」「聖職なのに副業なんてよくない」と悩んでいる人もいるかもしれません。私も昔はそうでした。

結論から書くと、医師でも副業はできます。

　私は、勤務医のほかに、コラムなどの執筆業、個人投資家という3つの顔を持っています。私はこの「複数の柱を立てる」というビジョンを医学生のころに描いていました。というのも私の家は貧乏だったからです。子どもには苦労をさせたくないという気持ちがありました。

　極貧というほどではないですが、中学・高校と新聞配達のアルバイトを続けていたくらいです。夜暗い時間帯から100部以上の新聞を配り、学校に通っていました。朝4時ごろから6時すぎまで配って2,000円でした。エレベーターのない6階建ての団地を走り回り、クタクタになって得た2,000円はものすごく価値があるものだと思いました。これはこれで、よい経験になりました。ただし、団地にウヨウヨいた夜行性の虫が苦手になってしまいましたが。

　医学生になったころ、家庭教師のアルバイトをしている友人がいました。時給2,000円なんてのはあたり前で、中には4,000円、5,000円なんて高額なアルバイトをしている連中もいました。それなりの頭脳があって、それを売っているわけですから、ラクをしているわけではありませんが、それでも椅子に1時間座っているだけでお札が何枚も手に入るわけです。

　このころから、時間対効果を考えるようになりました。人生は80年しかありません。限られた時間を浪費するのはもったいない。働くのならば、効率的にお金が貯まる働き方をしたい、そう考えるようになりました。それは、医師としてのやりがいや使命とは別次元にあるものでした。やりがいのある

薄給の勤務医と、やりがいのある高給の勤務医なら、絶対に後者のほうがいいに決まっています。

　勤務医として働いていても、バーンアウトしたり、肢体不自由になったりして、働けなくなる可能性があります。そのため、たとえ寝たきりでも家族にキャッシュフローがあるような収入源を確保したかった。だから、いろいろな副業の柱を作ろうと決めました。

　医師業だけに人生のすべてを賭けるのは、すこし危険だという考え方も必要です。収入源があなたの医師としての給与だけというポートフォリオは、あまりにも偏りすぎているという言い方もできます。医師免許がある人は、「副業」と聞いたときに当直バイトを思い浮かべるかもしれませんが、可能なら別分野の副業の柱を立てておきたい。しかし、副業に本業である医師の時間を取られてはいけません。医師としての責任をまっとうしつつ、片手間にできる副業を確立したいものです。

> **用語**
>
> ### ポートフォリオ
>
> 　金融商品の組み合わせのことで、特に具体的な運用商品の詳細な組み合わせを指します。ポートフォリオが具体的な商品の詳細な組み合わせを意味するのに対し、大まかな資産配分のことを「アセットアロケーション」といいます。

製薬会社が医師に支払う講演料の相場

　インターネットやSNS上では、すっかり悪者扱いされている医師の製薬会社からの報酬、すなわち「製薬マネー」。よく「謝礼」という言葉にすり替えられていることがあるのですが、講演料などは「いや、ちゃんとした対価だから……」と思わずにはいられません。貴重な時間を使って講演しているの

に、もらった報酬がなんで製薬マネーになるんや！（くわっ！）

　私はアカデミアの世界でエラい部類に入る医師ではないので、製薬会社の講演にそれほどお呼ばれすることはないのですが、製薬マネーが世間一般では「黒い金」のように扱われ、イメージがよくないのは事実です。とはいえ、医師への講演料の支払いについては、透明性を確保するため基本的に公開されています。

　2011年に日本製薬工業協会（製薬協）が「企業活動と医療機関等の関係の透明性ガイドライン」を策定し、2014年以降、製薬会社から医師や医療機関に支払った年間の金額を各社のウェブサイトなどで公開しています（製薬協のウェブサイトには加盟企業のリンク集も掲載されています）。

　なので、後ろめたいことをやっているわけではないのだから、「いくらもらった」と揶揄されようと、堂々としていればよいのです。言われるのがイヤなら、最初から報酬が発生する講演を引き受けないことです。

　でもまぁ、気になりますよね、講演の報酬というものが。これはこれ、それはそれ。

講演料の相場

　ズバリ、医師の講演料はいくらぐらいなのでしょうか。

　私の拙い経験によると、教授クラスになると相場は10〜20万円くらい、そのほかの医師だと5〜10万円だと思います（周囲の経験者に根掘り葉掘り聞いたところによる）。5.5〜11万円という額面で、10%源泉徴収税が引かれて5〜10万円というパターンが一般的ではないでしょうか。「ヒャホーイ！　1時間しゃべって10万円！　時給10万円！　オイラは成功者！」と思っている医師もいるかもしれませんが、講演料は雑所得なので確定申告をしなくてはいけません。高額な収入の医師は累進課税によってさらに税金が引かれるので、場合によ

っては手元に残るのは半額くらいということもあり得ます。法人を立ち上げるか青色申告をしていない限り、この税の徴収は避けて通れませんので、額面の金額だけ聞いて高い・安いと早とちりしないよう注意してください。

　ちなみに、超有名教授やアスリート・スポーツ選手の場合、講演料の相場は30〜50万円と高くなります。講演とスポーツ教室を抱き合わせで値段設定しているようなパターンもありますし。ちなみに有名芸能人クラス、有名企業経営者クラスになると、3ケタ万円ということもよくあります。それを考えると、何時間もかけてスライドを作って5〜10万円というのは、「役務の対価」として決して高い相場ではないと思います。

　製薬会社から報酬をたくさん受け取っていると、癒着していると誤解されることがあります。額と名前が公開されている以上、丁寧に報酬額を足し算されて、インターネットやSNSでたたかれる構図は、とりわけ有名な医師でよく目にしてきました。コロナ禍ではウェブセミナーがかなり増えました。MRさんが病院に出入りしにくくなり、医師に直接訴求することができなくなったため、製薬会社もウェブコンテンツを使って攻勢をかけるしかないわけですが、そのため、「この先生、ウェブの講演会にすごくよく登壇しているなー」と、恐らく本人の意図しないところで目立ってしまう現象も増えてきました。

投資

　セミナー業や執筆業は企業・出版社とのコネクションや慣れが必要になりますが、個人投資家は誰でもなれます。そのため、私は医学生・研修医の時代に、経済学を勉強することをすすめます。その中でも特に、**投資については若いころに積極的に学んでほしい**。私は医学生時代、ひたすら麻雀に興じていましたが、もっと経済学について勉強しておくべきだったと今は後悔しています。

今こそ大きなチャンスのときである。

だが、それを知っている人は実に少ない。

ヘンリー・フォード（フォード・モーター創設者）

　私の直接の知り合いではないですが、医学生時代に経済や株式の勉強を頑張った人がいました。彼は、医師としても素晴らしいだけでなく、資産を3ケタ億円以上持っています。開業して全国に店舗を増やして資産を雪だるま式に増やしたビジネスドクターはたくさんいますが、純粋な投資だけでその領域に登りつめた人を私はほかに知りません。そこまで資産規模を増やす必要があるのかどうかはなんとも言えませんが、投資の勉強は、あなたの将来の資産を相加相乗的に増やす効果があります。

投資はギャンブル？

　日本人が投資をしたくない理由の第1位は、「**損をしたくないから**」です。誰でも損なんてしたくありません。気持ちはわかるんですが、「損をせずに資産を増やしたい」というのは、ちょっとワガママすぎますね。

　リスクを取らずして資産運用はできません。銀行や証券会社はいろいろな金融商品を「ほぼノーリスクで資産が増える」という謳い文句ですすめてきますが、正直、ロクな商品がありません。銀行に行くと、私もよく「投資信託はどうですか？」と銀行員に声をかけられますが、彼らがすすめてくる投資信託は信託報酬（手数料のようなもの）が高く、どういったポリシーで投資をしているのか見えづらい商品ばかりです。逆に一定の評価を得ている、信託報酬の低い「インデックス型投資信託」を彼らがすすめてくることはまずありません。ですから、銀行や証券会社から「○○に投資しませんか？」と直接持ちかけられたら、まず疑ってください。その多くは、あなたよりも銀行が得をする構造になっているからです。もちろん良心的なところもあるでしょうが、とにかく批判的に吟味することが何より肝心です。

投資信託

　別名、「ファンド」といいます。投資家から集めたお金を大きな資金としてまとめ、ファンドマネージャーが株式や債券などに投資・運用し、その利益を投資家に還元するという金融商品。プロに信託する際の手数料を「信託報酬」といいます。

　市場の動きを示す特定の指数と同じ値動きをするように運用される投資信託のことを「インデックスファンド」といい、これに投資することを「インデックス投資」といいます。

　資産運用に興味はあるけどリスクを取りたくないという医師は、預金として資産を銀行に置いておくしかありません。ただ、そういう人は往々にして人生の晩年に「やはり資産運用がしたい」と思い立つものです。ただでさえ老後にたくさんお金がある職種です。どうも、投資をしたくなるらしいです。そして退職金をドカッとつぎ込んで、失敗する。そんな医師を何人か知っています。

格言

生きている間は、何事も延期するな。

決断を避けていると、その分だけ遅れを取ってしまう。

やがて、失われた日々を嘆いてばかりの毎日となる。

ゲーテ（詩人）

　人生の後半から資産運用の勉強をしても、老後の資産形成には間に合いません。スマートな脳みそが健在ならば結構ですが、頭の回転も全盛期の半分くらいに落ちているでしょう。また、リスクを取るのは若い時期にすべきであって、老後はリスクを取らないのが定石です。セオリーと真逆の投資行動をしても、資産は減るだけです。

「リスクが高い」とはどういう意味か

　年金積立金管理運用独立行政法人（GPIF）が資金運用基準を変更し、株式投資の比率を上げたことを発表したところ、「私たちの年金を株につぎこんでいる！」と一部のマスコミから糾弾される事態が起こりました。世論もそれに呼応する形で盛り上がり、残念なことに「株＝ギャンブル」というイメージがさらにふくらんでしまったように思います。

　しかし、この認識は間違っています。株式投資を「リスクが高い」と思い込み、とにかく避けようとする人が多くいます。まあ確かに、「あの手術、危ないらしいよ」という噂を耳にしてしまったら、自分からその手術を希望する患者さんなんていません。

　では株式投資は、本当にリスクが高いのでしょうか。そもそも、ここでいう「リスク」とは何なのでしょうか。

　医療の世界でもリスクという言葉はよく使いますが、一般的にはリスク比（相対危険度やオッズ比）で算出されるものをいいます。あるいは、とある処置で生じ得る合併症については、その頻度のデータでリスクが語られます。

　一方で投資におけるリスクというのは、「**結果の不確実性**」のことを意味します。たとえば、銀行預金の場合、一部の例外を除いて元本割れはまずありません。だから、リスクはほぼゼロといえます。しかし、もらえる金利はかなり少ないので、資産運用先としては到底すすめられません。

　これに対して、まったくルールを勉強していない人がパチンコや競馬に挑戦すること。これは非常にリスクが高い。結果があまりに不確実だからです。これを「リスクが高い投資」と表現します。要は「予想される結果（利益）のばらつき」が大きいことをハイリスクであると見なすのです。将来起こりうる結果がマイナス100からプラス100まで複数考えられる状況はリスクが高い。

将来が不確実であることを認識している賢い人がいる一方で、
何もわかっていないことに気づかない賢くない人もいる。

ハワード・マークス（投資家）

　では、ギャンブルとは何か。ギャンブルは、「一部の人、特に胴元が勝って
大多数が負ける」という仕組みで成り立っています。カジノがまさにそれで
す。中央競馬なら賭け金の約25％を主催者（胴元）が懐に収め、残りの約75％
が払戻金になります。宝くじの場合、主催者の取り分は倍増して約50％にな
ります。賭け金の合計より少ない金額を参加者が取り合うルールですから、
賭けを続けていくうちに必ず損をします（マイナスサムゲーム）。基本的に胴元が
存在するわけですから、負け戦を前提に戦わなければいけません。いやいや、
なぜそこまで不利な戦いにお金を投じなければならないのか。

　ギャンブルと投資の決定的に違うところは、ギャンブルはつぎ込んだお金
がキレイさっぱり消える可能性があることです。しかし、特に株式投資は、
失敗したとしても、そのお金がゼロになることはまずありません。もちろん、
信用取引のように身の丈を超えた投資をするとゼロになることもありますが、
ギャンブルと違ってリスクのコントロールはとても簡単です。理解できない
金融商品には手を出さなければよいのです。

用語

信用取引

　自らの資金や株式などを担保にして、証券会社からお金を借りて投資
すること。100万円の現金を見せ金にして、300万円分の投資をすること
など。当然リスクは高いので、手を出さないほうが無難です。

　私は医学生〜研修医時代に株式投資の勉強を頑張ったおかげで、資産を大
きく増やすことができましたが、この過程にギャンブル要素はほとんどなく、

安定した資産形成ができています。そのため、個人投資家として副業を確立
したい人には、私は日本株式への投資をすすめています。

　ちなみに、これを執筆している2024年3月時点ではインデックス投資では
「オルカン」が流行っています。これはeMAXIS Slim 全世界株式（オール・カ
ントリー）という投資信託のことですが、「全世界に投資できる」ということ
で、これに投資しておけば大丈夫という口コミが広がって、これを買い付け
る人が急増しています。ただし、全世界と言いながらもほとんどがアメリカ
への投資になっているので、ご注意ください。

Dr.Kの
ひとこと

医師の副業として最もすすめられるのは、
個人投資家である。
リスクとは「結果の不確実性」のことである

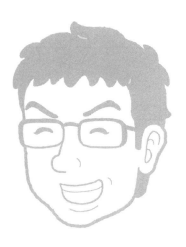

8 原稿料・講演料などの 雑所得

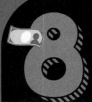

いやあ、先週末は金融内科学会の教育講演、来週末は若手医師向けの投資セミナーがあってたいへんなんだ。

Dr.K

くれか先生

講演料ウハウハですね！ いくら貰っているんですか？

1回あたり8万円くらいで、月2回くらい講演しているよ。

Dr.K

くれか先生

副業で年収プラス192万円ですね！

計算、早いな。いや、でも192万円が丸々手に入るどころか、医師の本業よりも手元に残るお金の割合は少なくなるんだ。

Dr.K

くれか先生

えー！がっかりー！

「第3章　節税編」(→ p.141) のところでも触れますが、医師には本業以外に雑所得という収入が発生します。「何、医師が副業で儲けるなんてケシカラン！」という意見もあるかもしれませんが、製薬会社のセミナー、学会の講演、商業医学雑誌の原稿、いろいろなルートで本業以外の所得が発生します。

法人を立ち上げたりすると節税できるのですが、そういう稀有なテクニックは横に置いておいて、平均的な勤務医が雑所得を得た場合を想定してみましょう。

■例1　1年間で、3つの商業医学雑誌の原稿料として合計10万円を得た。

雑所得は、基本的に所得がある場合、確定申告の対象になります。基本的に勤務医が原稿料や講演料などの雑所得を得た場合、10.21％が源泉徴収される決まりになっています。支払金額が100万円を超える場合、100万円までは10.21％で、100万円を超える部分が20.42％の税率になります。よほど本が売れて印税が入ってこない限り、一度に3ケタ万円の所得を得ることはありませんから、基本的に10.21％が差し引かれると思っていてください。

ざっくり10％で計算すると、たとえば10万円の原稿料の場合、1万円が源泉徴収され9万円の雑所得になります。実はこの場合、**ほかに雑所得がなければ確定申告不要**です。年末調整を受けた給与所得以外の所得が20万円以下の場合、確定申告が要らないという決まりになっているためです。

■例2　1年間で、3つの商業医学雑誌の原稿料として合計10万円、5つの講演料として合計40万円、あわせて50万円を得た。

例2の場合、50万円のうち10％である5万円が源泉徴収され、手元に45万円残ります。この45万円は雑所得として確定申告が必要になります。ただし、

条件があります。それは必要経費を差し引いて、20万円以上残る場合に確定申告が必要になるということです。たとえば、必要経費で35万円かかって、手元に10万円しか残らないなら、確定申告は不要です。

　雑所得は総合課税といって、ほかの所得と合算して、その合計額に応じて所得税率が適用される仕組みです。そのため、勤務医のように高い年収の場合、雑所得の4割くらいは税金で持って行かれることを想定しておくほうがよいでしょう。

　例2の場合だと、50万円のうち20万円強が最終的に納税となり、手元に残るのは30万円あるかないかというパターンが多いです。

　そのため、**勤務医の雑所得は基本的にすべて追加納税対象となるという点**を抑えておく必要があります。

　医師のアルバイトは基本的に医業なので、個人的には給与所得として扱われるべきと思います。
　しかし、雑所得として支払調書を発行されることもあれば、給与所得として源泉徴収票を発行されることもあります。厳密には、業務委託契約であれば雑所得、雇用契約であれば給与所得になるため、実は契約によって所得区分は変わります。このあたりは結構玉虫色なのです。

副業は職場の病院にバレる？

　世の中は、副業にむしろ寛容な傾向にあり、いろいろな働き方が認められるようになっていますが、本業に差し支えが出るような副業というのは基本的にNGです。また病院によっては就業規則に基づいて事前に届け出が必要なところもあるので注意してください。

　まず、医師がアルバイトをする場合、給与所得か雑所得のどちらかになり

ます。アルバイトとして、基本的に同じような外来業務や当直業務に就いていることが多いので、給与所得というのが正しい収入区分になるのですが、アルバイト先の病院によってこれはまちまちのようです。

　結論から書くと、他院での当直アルバイトなど、給与所得を得るための労働については、勤務医の場合は近いうちにほぼ100％、把握されるようになるでしょう。背景には2024年４月に本格スタートした「医師の働き方改革」があります。法改正によって医師にも時間外・休日労働時間の上限規制が導入されるわけですが、この労働時間にはアルバイト先での勤務なども通算されます（労働基準法第38条１項）。そのため、雇用主である医療機関は、就業規則や労働契約などで副業・兼業に関する届け出制を定めて、「労働者からの申告などにより、副業・兼業の有無・内容を確認する」ことが求められるようになっているのです。

　副業が多いと、確定申告することになるので、所得税や住民税が高くなります。問題は、勤務医の場合、給与部門の担当者に「この医師は住民税が高い」ということがわかってしまうことがあるという点です。というわけで、職場にはバレちゃうわけです。

　個人情報ガー！　という意見はわかります。ごもっとも。

　副業があると基本的に確定申告をしなくてはならず、それにより所得税や住民税が再計算されます。住民税が増えた分の支払い方として、主な勤務先の医療機関で天引きされる「特別徴収」と、自分で自治体に納付する「普通徴収」の２種類があり、副業が給与所得である場合は、住民税は特別徴収しか選べないことが一般的です（このルールが異なる自治体も一部あるようです）。

　所得税は、勤務先である医療機関が、職員の給与から計算して本人に代わって納付する源泉徴収という制度に基づいて納税しています。加えて、医療機関は住民税についても、毎月の給与から差し引いて職員の代わりに納付し

ています。特別徴収を選んだ場合、本業以外で稼いだ収入の情報は給与支払報告書や確定申告によって市区町村に伝わり、その後市区町村が主な勤務先に各労働者の住民税額を伝達する仕組みになっているのです（図1-14）。ガーン。

　というわけで、本業以外で稼いだ収入の情報は、給与支払報告書や確定申告によって市区町村に伝わり、その後市区町村は主な勤務先に給料の情報を伝達する仕組みになっているのです。ガーン。ですから、給料以外にも収入があることが露呈してしまいます。

　確定申告をする際、住民税を自分で納付すれば、副業の収入分の住民税は居住市区町村の役所から納付書が送られてきますので、上記のような伝達が起こらないようにすることは可能です。

　原稿執筆や講演などの雑所得になる副業というと、これも給与所得と同様に確定申告が必要になります。ただ、その際に住民税を自分で納付する普通徴収を選べば、副業の収入分の住民税は居住市区町村の役所から納付書が送られてきますので、上記のような伝達が起こらないようにすることが可能です。

　アルバイトしているかどうか、隠さないといけない事情があるとしても、税金の流れで必ずどこかで捕捉されます。なので、最初からクリーンにいったほうが、トラブルが少なくてよいと思います。

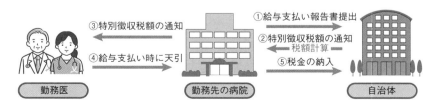

図1-14　勤務医の特別徴収

　では、もし医療機関側が、「よそでアルバイトなんてしていない」という勤務医のウソに気づいてしまった場合は、どんな対応を取ることになるのでしょうか。厚生労働省が作成している「医師の働き方改革に関するFAQ」によれば、まず医療機関側は「副業に関する自己申告ルールや手続きがきちんと運用されているか否かを確認し、必要に応じて副業・兼業先にも協力いただきながら、適切な労働時間の把握を徹底するよう対応する必要がある」とされています。

　時間外・休日労働時間の上限規制に関しては、労働者からの申告がなかった場合や、事実と異なる労働時間を申告された場合でも、「労働者からの申告等により把握した労働時間によって通算していれば足りる」とあります。実態を把握するための対応は必要ですが、最終的には勤務医の自己申告を信じるしかないということですね。

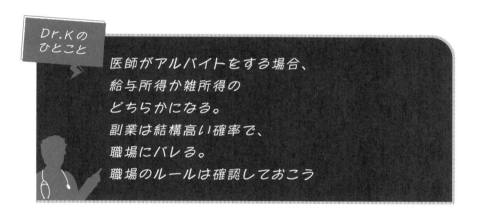

Dr.Kの
ひとこと

医師がアルバイトをする場合、
給与所得か雑所得の
どちらかになる。
副業は結構高い確率で、
職場にバレる。
職場のルールは確認しておこう

マネーリテラシーと一緒に
身につけてほしいもの

　医学生時代は、貯蓄なんて考える必要はないと思っています。マネーリテラシーは身につけても、資産運用を実際に始めなくてもよい。新しい経験をすること、恋愛をすること、今を一生懸命生きること。そのほうが何よりも価値があります。学生時代にアルバイトをするのも、お金を稼ぐというよりも社会の仕組みを知るという経験のほうに価値があります。だから、医学生時代は、医学のほかに経済学と社会の仕組みを学ぶべきです。

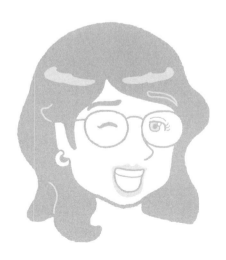

第2章

支出編

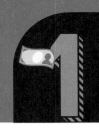

奨学金について

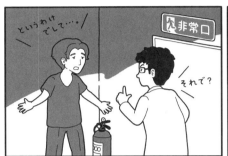

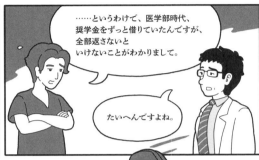

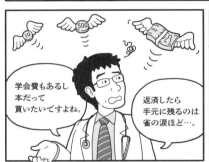

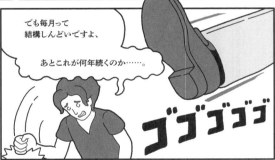

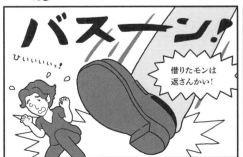

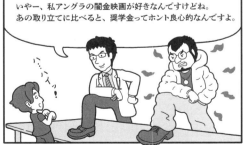

奨学金は消費者金融と違う

　私は貧乏な家庭に育ちましたから、医学部の6年間、ずっと奨学金を借りていました（当時の日本育英会）。卒業時には、その総額は600万円近くにふくれあがっていました。一方、600万円の元手で無謀にも株式投資を始めたのですが、そのときにほぼ同額の借金を抱えていたので、純資産ベースでゼロから資産形成を始めた無謀な人間ということになります。まぁ、自分の奨学金の残額をきちんと把握していなかっただけですが。

　奨学金には賛否両論あります。「大学を卒業しても非正規雇用になる可能性もあるのに、有利子で借入れをさせるなど言語道断だ」という意見すらあります。医学部を卒業すれば、一時的に非常勤になる期間もあるでしょうが、周囲のサラリーマンと比較するとかなり高額の報酬がもらえます。そのため、奨学金を返済できないという事態はまず起こりません。

　さて、消費者金融なみに金利が高いといわれている奨学金。実はその情報は間違いです。**日本学生支援機構の奨学金は、消費者金融なんかよりはるかに金利が低く良心的です。**

　近年、医師不足が懸念されており、奨学金の額面は増える傾向にあります。基本的には、卒業後に返済を求められる「貸与型」がほとんどですが、場合によっては返済免除が可能なこともあります。

　日本学生支援機構の上限利率は3％と規定されていますが、3％に達することはまずありません。現時点で1％を下回るくらいの利率の低さです。これは100万円借りたとしても、101万円も返さなくてよいという意味です。貸与利率一覧（表2-1／→p.82）を見ると、一般的な利率固定方式では非常に良心的な利率になっています。

　消費者金融は、最低利率が3％くらいです。しかし、この最低利率3％を

表2-1 貸与利率一覧（独立行政法人日本学生支援機構）

| | | 令和4年（2022） | | | | | | | | | 令和5年（2023） | | |
		4月	5月	6月	7月	8月	9月	10月	11月	12月	1月	2月	3月
基本月額	利率固定方式	0.468	0.437	0.537	0.437	0.468	0.605	0.705	0.605	0.737	0.805	0.905	0.905
	利率見直し方式	0.020	0.008	0.040	0.009	0.030	0.077	0.200	0.077	0.300	0.200	0.300	0.300

（年利%）

日本学生支援機構. 平成19年4月以降に奨学生に採用された方の利率（令和4年度 貸与率一覧）. 2024.
https://www.jasso.go.jp/shogakukin/about/taiyo/taiyo_2shu/riritsu/2007ikou.html より引用（2024年1月28日閲覧）

達成できるのは、年収1,500万円クラスの医師くらいで、ほとんどの人がそれよりも高い利率で貸し出されます。消費者金融で借金をして自己破産した知り合いがいますが、彼の貸出利率は18％でした。この18％は年率のことで、仮に10万円を借りて1年後に一括返済をする場合、18,000円の利息になる計算です。しかし、実際には毎月返済になりますので、1ヶ月の利息は100,000円×0.18÷365×30＝1,479円となります。消費者金融は、CMなどで最低利率を大きく宣伝するので、その実態を知らない人は大勢います。

　とにかく、消費者金融だろうが住宅ローンだろうが、基本的には日本学生支援機構の奨学金がズバ抜けて良心的であるというのはおさえておきたいところです。

　ちなみに利率見直し方式というのは、金利は安いですが、5年ごとに利率が見直されるプランです。今後政策金利が上昇してくるようなら、5年ごとにどんどんと金利が上がってしまうこともあるため、目先の安さに気を取られてこちらを選ばないようにしないといけません。とはいっても、これを読んでいる人が今から奨学金を借りることはないので、もう後戻りはできないわけなんですが。この利率見直し方式の場合、奨学金の返済期間が20年なら、医学部卒業前後に1回目の利率が確定した後、さらに利率変動リスクを3回抱えることになります。

奨学金のよいところは、在学期間中の利息が発生しないという点です。つまり、**医学部に在学している6年間、毎月お金を借りているにもかかわらず、その間利息は1円も発生しない**のです。これを良心的と言わずして、何が良心的でしょうか。

奨学金の返済

さて、医師免許を取った後、よくあるのが「**だらだら・ちまちま返済**」です。医師15年目を超えてもまだ返済している人もいるくらいです。奨学金の返済で重要なのは、「**借入金を抱えていることをずっと覚えておくこと**」です。一気に繰り上げ返済すべきかどうかはいろいろな意見がありますが、現在の金利ではあまり返済プランを厳密に立てる意味はないと考えます。

医学部6年間で月9万円借りた場合、貸与総額は約650万円です（図2-1）。私がまさにこんな感じでした。

これを20年かけて返済する場合（図2-2/→p.84）、利率がわずか0.3％なので、返済総額も貸与総額と25万円しか違いません。そのため、急いで返す必要はなさそうに見えます。

入学年度	2020年
入学時特別増額増額奨学金	なし
貸与利率	0.369%
機関保証制度	利用する

■第二種奨学金

貸与明細				
始期	終期	月数	貸与月額	保証料月額
2020/4	2026/3	72	90,000	4,676

貸与総額　6,480,000円（保証料総額　336,672円）

図2-1　月9万円の奨学金で医学部6年間を過ごした場合の奨学金貸与総額

返還例：第二種奨学金			
貸与総額	貸与利率	返還期間（年）	
6,480,000円	0.369%	2026年10月〜 2046年9月（20年）	
返還方法	返還額	返還回数	返還総額
月賦返還	（通常）28,060円／月 （最終）28,324円／月	240回	6,734,664円
月賦半年賦 併用返還	（通常）14,030円／月 （最終）14,101円／月	240回	6,735,136円
	（通常）84,196円／月 （最終）84,221円／月	40回	

図2-2　奨学金返済プラン例

　しかし20年という長期にわたって返済する計画を立てていると、医師になって5〜8年目くらいに「あれ、奨学金ってどうなったっけ？」という状態になる人が多くなります。私の大学の同期なんて、大学院に入る時期までほったらかしにしていたので、完済したかどうかすら認識していませんでした。50ページにも書きましたが、大学院生活はお金が足りなくなることが多いので、できれば奨学金はそれまでに完済しておきたいところです。

　事故などで死んでしまうと、返済義務がなくなりますので、あえて繰り上げ返済しないという選択肢もアリかもしれませんが、個人的には若いうちに一気に返済したほうがよいと思っています。お金の増やし方には順序というものがあります。負債をできるだけ縮小して、プラスの運用ができる土壌を作るべきです。

　とにかく、借りたものはしっかりとその額まで把握しておいてください。医学部卒業生は、研修医生活が終わるころには奨学金の存在を忘れてしまっていることもあるので。

最近登場している新しい奨学金プラン

　最近、医学生に奨学金を貸与して、医師になったときに「特定の期間指定した僻地で医師として労働すれば返さなくてよい」というプラン※が登場しています。医学生としては願ったり叶ったりですよね。こうすることで都市部に集中する医師を拡散する狙いもあります。また、田舎では新専門医制度は大学病院ベースが最も充実していることから、医局員が増えるという医局側のメリットもあります。

※ただ、この僻地プラン、あまり人気はないそうですが……。

　私のように卒業時に大量の奨学金負債を持ちたくない人は、こういう選択肢もありかもしれません。

奨学金の返済を優先すべき

　奨学金の返済、節約、貯蓄、投資とお金に関するいろいろな選択肢がありますが、奨学金の返済と節約をまず考えたほうがよいです。無理なプランはよくありませんが、奨学金は「自身の利回り」の足かせになり続けるので、繰り上げ返済して、できるだけ早く返済するよう心がけましょう。

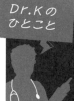

Dr.Kの
ひとこと

多忙な医師生活を続けていると、
奨学金は借りたことを忘れがちになるので、
一気に返済したほうがよいかもしれない

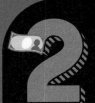
カネヅカ先生、ものすごい数の医学書ですね。

Dr.K

カネヅカ先生

専門分野が狭くなるほど医学書が高くなってきましてね。10冊で合計10万円を超えますよ。

ひえー！

Dr.K

カネヅカ先生

脳がカロリーを消費するから、毎日大量の食事も必要です。

いやー、食費もすごそうですね。

Dr.K

カネヅカ先生

毎月30万円です。

ごっつぁんですー！

Dr.K

医師は支出が多い

投資に興味のある医師が増えてきたように感じます。「NISA（少額投資非課税制度）」のような制度が普及したとは思いませんが、おそらく「老後年金問題」に不安を持っている層が増えてきたためでしょう。自分の資産を安全かつ効率的に運用したいという医師も増えてきました。

用語

NISA（ニーサ）

2014年1月にスタートした、個人投資家のための税制優遇制度。1万円の株式を3万円で売れば、2万円の利益のうち約20%にあたる約4,000円が税金で取られるが、NISA口座で売買すれば税金がかからず2万円がまるまる利益になる。積み立てNISAも登場している。「令和5年度税制改正」により2024年1月から新NISA制度が始まる（→p.221）。

いろいろな医師と話していて気づいたことがあります。それは、**医師はやたらと支出が多いということ**です。その中でも、雑多な支出がベラボウに多い。ここで書く必要もありませんが、医師の年収は額面で見れば、平均的なサラリーマンよりたくさんもらっているとはいえ、その分、多くの税金を取られるので、手元に残る現金は多くはありません。

勤務医レベルの収入では、一般の人がイメージするバブリー医師よろしく、豪華な家に住んで、高級外車を2、3台所有して、週に何回も外食に行って……、なんていうゴージャスな生活はできません。それどころか、きちんと堅実にやりくりしないと、いくつになっても全然貯金ができない、なんていう悲しい状況になりかねません。

「子どもを受験させたい」問題

　年収が高い水準だと、教育費などが上乗せされます。年間収入760万円以上の世帯の教育費は平均で約39万円です。意外と**「我が子にも医師になってほしい」**と考える医師は多く、自然と教育費もかさんでしまうのです。

　某受験漫画の影響もあって、中学受験も最近は過熱ぶりがすごいです。東京都の中学受験の合同セミナーでは、入場するまでに長時間待たねばならないほど行列になったそうです。

　医師になる場合、当然医学部を目指すことになります。国公立大学医学部の6年間の学費は約400万円とリーズナブルですが、私立大学医学部の学費は約2,000～5,000万円と、分譲マンションが1室買えるくらいの値段となっています。私立の場合、学費の最高値と最低値で倍近い開きがあるので、綿密に精査してから受験したいものです。

　また、子どもを医学部に入れて、将来自分のクリニックを承継してもらいたいと考えている医師、綿密なシミュレーションをしてください。クリニックの経営資金を準備する段階から、そろばんをはじくことが必要になります。子どもの学費については、117ページで改めて記載します。

「外車を買いたい」問題

　医学生のころにすでに外車を持っているツワモノもいますが、あれは家が金持ちのお坊ちゃんかお嬢ちゃんのことが多いです。アルバイトで頑張って貯めたお金、というわけではないでしょう。その志向は医師免許を取った後も変わらず、医師は外車を所有していることがやけに多いです。ベンツ、BMW、アウディ……。日本が世界に誇るトヨタやホンダに乗っている人って、本当に少数です。ちなみに、私は、格安ファミリーカーに乗っています。

　別に外車が悪いわけじゃないんですよ。きっと性能もいいんでしょうし。

自分へのご褒美みたいな感じで買うのは、全然問題ないと思います。ストレス発散にもなるでしょう。

　しかし、子どもが生まれたばかりの若手医師が、チャイルドシートを装着しにくそうなスポーツカーを買っているのを見ると、「何やってんの？」と思わざるを得ません。そうした医師に外車を持つ理由を聞くと、「なんとなく」がいちばん多いようです。中には「同僚の医師がみんな外車だから」「ステータスになるから」「カッコいいから」「節税になるから」なんて人もいます。見栄やステータスのための外車って、なんだかねえ。

　ちなみに、一般論として新車は、資産としての価値は高くありません。数年後には、買った価格から大きく値崩れすることが多いからです。法人などでは、節税のために外車を買うところもあると聞きますが、期待しているほどの節税効果は得られません。

「食費が多い」問題

　ウチもそうなんですが、**医師の家庭ってベラボウに食費が高い**です。一般にアッパーマス層以上の消費者は、スーパーの激安セールなどには目もくれず、ある程度品質が担保されている高価な商品を買う傾向があります。また、コンビニで気に入ったお菓子やスイーツがあれば、ついつい買ってしまいます。自分の給料から見たら、誤差程度の支出に見えるからです。

　でも、これらの積み重ねによって、食費の絶対値は必然的に高くなるんです。チリも積もれば何とやらです。ホントに。

用語

富裕層

　野村総合研究所が定義する保有金融資産額による分類は以下の通りです。円安とインフレが進んでいるので、1億円があっても富裕層とは言

えない時代になったかもしれませんが……。

・超富裕層：5億円以上

・富裕層：1億円〜5億円

・準富裕層：5,000万円〜1億円

・アッパーマス層：3,000万円〜5,000万円

・マス層：3,000万円未満

「医学書を買いすぎ」問題

　医学書はできれば衝動買いしないようにしましょう。研修医になるといろいろな医学書を買う必要があります。私も研修医時代、毎月2冊くらいは買っていたような気がします。しかしトータルで見ると、半分くらいは読んでいなかったかもしれません。「有名な先生が書いた本だから」と立ち読みもせずにインターネットで買って、本棚の肥やしになった経験はありませんか？

　医師は、そもそも高い医学書を月に何冊も買えるほど裕福ではありません。必要かどうか、ちゃんと読むのかどうか、考えてから買いましょう。立ち読みして、周囲の評判を聞いて、それから買ってください。

　ちなみに医師の場合、医学書購入費や学会参加費は「**特定支出控除**」の対象になります。この特定支出控除、平均的な勤務医だと年間97.75万円以上の医学書購入費や学会費があれば、所得税の控除額が若干増えるという仕組みです。でも、医学書に使ったお金が返ってくるような夢の制度ではなく、97.75万円を超えた分が控除の対象になるというだけのシロモノです。実際にこの制度を使っている医師に、私は出会ったことがありません[※]。

※5,000万人以上いる給与所得者のうち、利用者は2,000人に満たないとされています。その中に医師が何人か入っているかもしれませんが、かなりレアな制度には違いありません。

　昔は特定支出控除の対象の要件が厳しく、利用できる人はごく少数でした。しかし、法改正によって対象となる経費の範囲が広がり、医師以外にも多くの人が利用可能になりました。なので、前著ではケチョンケチョンにけなし

た特定支出控除は、一考に値するかもしれません。

　しかし、やはりハードルは高いです。①対象経費が自己負担になるケースが多くない、②病院に自己負担の経費として認めてもらわなければならない、③控除の適用金額の水準が高い、がその理由です。

　対象経費には、通勤費、職務上の旅費、転居費用、研修費用、資格取得費用、その他勤務必要経費（図書費、衣服費、交際費）などがあります。勤務医の場合、通勤費は病院から補助が出ます。旅費は、学会発表などの場合、補助が出ることもあるでしょう。しかし、白衣、セミナー参加、専門医などの取得のための費用は計上できるかもしれません。

　特定支出控除を受けるためには、勤務先の病院が自己負担の経費として認定する必要があります。過去に承認した事例が少ないと、病院側にとって判断が難しいということで、首を縦に振ってくれないかもしれません。

　年間97.75万円を超える必要経費、1ヶ月あたり8万円以上にのぼる額面が、本当に税務署に認められるのか、はなはだ疑問です。スーツやパソコンを買っても、「それは医師業とは関係ないですよね」と一蹴されたらオワリです。ネット上ではよく「医師のための節税」のような特集で登場する控除ですが、まだまだ使いどころがビミョーな位置づけになっています。

用語

特定支出控除

　医師は高額な医学書を購入したり、学会出席のための出費がかさんだり、出費が多いです。これは給与所得控除だけでは賄いきれない可能性があります。そのため、「特定支出控除額の適用判定の基準となる金額」を超えるときに、その部分の金額を控除して節税することができます。

その年中の給与等の収入金額	特定支出控除額の適用判定の基準となる金額
一律	その年中の給与所得控除額 × 1/2

　年収1,000万円以上の医師の場合、給与所等控除額は195万5,000円に
なるので、97.75万円が特定支出控除の適用判定の基準になります。適応
となるのは以下の費用です。

1．通勤費：ただし職場から支給されている場合はダメ。
2．転居費：転勤に伴う転居のために通常必要であると認められる支
　　出で、自己都合の場合はダメ。
3．研修費：学会参加費、宿泊費、交通費など。ただし職場から支給
　　されている場合はダメ。
4．資格取得費：職務に直接必要な資格を取得するための支出。専門
　　医試験費用などが含まれます。
5．帰宅旅費：単身赴任のため家族との別居を余儀なくされた場合に、
　　家族が住む自宅へ帰省する際の費用が該当します。
6．勤務必要経費：以下の支出で、職務の遂行に直接必要なものとし
　　て職場から証明されたもの。この項目は上限65万円まで。
　　（1）図書費：医学書などの購入費用。
　　（2）衣服費：職務で必要なスーツやネクタイ、白衣などの購入費。
　　（3）交際費等：職務の関係先との飲食、接待など。職場の飲み会
　　　　はダメ。

　ただし、これら1〜6が本当に職務に関係する出費がどうかを勤務先
に証明してもらう必要があります。国税庁のウェブサイトから該当する
証明書を印刷して記載してもらいます。まぁ、現実的に97.75万円を達成
するのはムリなので、誰もやっていません、この制度。領収書などをす
べて保管していないとダメなので、使い勝手がものすごく悪いのです。

高額な住宅ローン組み過ぎ問題

　一般的には住宅ローンにおいて、会社員では年収の5倍程度の借入れが適

切といわれています。個人的には借り入れる行為そのものがキライなので、5倍が適切などとは思っていませんが。これに対して、医師は年収の8倍程度のローンを組む人も少なくありません。

　年収1,000万円そこそこの勤務医が、「オイラはリッチな医師だぜー」と思いながら8,000万円のマイホーム購入に踏み切ると、とんでもないことが起こります。マネープランも考えずに1億円のマンションを購入した後期研修医がいましたが、10年たたずに住宅ローン破綻しました。愚かです。家族を路頭に迷わせる選択なんて取っちゃダメ。年収が高いからといって、高額な住宅ローンを組むのはもってのほか。

　アルバイトでどうにか賄えるかもしれませんが、割と家庭が崩壊しやすいので注意してください。自分の将来が見据えられるまでは、賃貸でよいと思います。

解決策

　医師の金遣いが荒いことを一方的に糾弾してきましたが、そんな症状はどうすれば治るのでしょうか。あたり前のことばかりかもしれませんが、私なりのソリューションをご提案します。

①家計簿をつけるべし

　医師であるあなたが大黒柱なのであれば、あなた自身が財務の管理をすることが望ましい。

　私は結婚してから、毎月家計簿を自分でつけています。家族の支出についても、クレジットカードの利用明細書や家族の申告によって、細かく把握しています。そんなことをしてしまったら、家族が好きにお金を使えないフラストレーションをかかえてしまうのではないかと心配ですか？　たとえばウチの場合、妻は遠慮なくバッグや靴を要望してきます。そういう遠慮のない

夫婦関係を作っておきさえすれば問題ありません。

　自分で家計簿をつけると、どういった支出が多いのかがわかるようになります。知り合いの医師から家計について相談を受け、支出状況について根掘り葉掘り聞き出すと、やはり食費や雑支出がふくれていることが多いです。そうした傾向を普段から意識しておかないと、無駄遣いしているつもりはないのに、いつまでたっても貯蓄が増えない状況に陥ってしまいます。

　家計簿アプリでオススメなのは圧倒的なシェアを誇る「マネーフォワードME」です。クレジットカード、銀行預金など、とにかく網羅的に管理したい人向けで、家計簿をつける手間をいかに減らすかを考え抜いたサービスです。月額約500円を支払って有料プランにするかどうか悩ましいところです。これは4口座以上が登録できることと、データのダウンロードができることが理由です。口座数に関係なくとにかく無料重視であれば、「Zaim」がよいでしょう（表2-2）。

②消費にメリハリをつけよう

　家計の流れを意識できるようになると、月に何万円くらい貯蓄できるかが、だいたいわかるようになってきます。期待貯蓄額がわかるようになると、どのくらい支出してもよいかが把握できるようになります。

表2-2　オススメの家計簿アプリ

名称	マネーフォワード ME	Zaim
対応OS	iOS、Android	iOS、Android
料金	無料（有料プランあり）	無料（有料プランあり）
銀行・クレジットカード連携	○（4口座が上限）	○（無制限）
データダウンロード	有料プランのみ可（アプリ版で年間入出金明細のダウンロード可）	ウェブ版で可
レシート読み取り	○	○

キャッシュフローを把握すること。これが最も大事です。まずは収入面から把握すべきであって、その後に出ていくお金の量を調節するのが、最良の家計コントロールテクニックだと思います。収入も支出もどんぶり勘定だと、子どもの教育費や親の介護に直面したときに慌てる可能性があります。常に数年後のライフプランを頭に思い描きながら、キャッシュフローを自分のものにしてください。そのために、99ページで述べるキャッシュフロー表を作成することが効果的です。

用語

キャッシュフロー

そのままの意味、「現金の流れ」ということです。企業の場合、ある会計期間にどれだけの資金が流入して、どれだけの資金が流出していったのかという資金の流れのことを指します。そのため、個人投資家になったならば、上場企業のキャッシュフロー計算書という書類を読む必要があります。

私は、家族に還元する旅行、衣服、美容、教育に関しては惜しみなくお金を使っています。私の妻はいつまでもキレイでありたいと思っているようで（妻にこんな本の存在を知られたら殺される）、できるだけその気持ちを尊重しています。とはいえ、ブランドものや高級エステには興味がないようで、私としては非常に助かっています。

また、子どもに対する教育は将来への投資です。ノーエデュケーションで将来幸せになる確率は高くありません。少なくとも周囲の大多数と、ある程度は差別化できるくらいの教育の機会を与えることが、将来の選択肢の幅を広げることにつながると私は信じています。

旅行は妥協しません。子どもと４人で泊まりに行くので、狭い部屋ではなく広い部屋でくつろげることを最優先します。遊園地のアトラクションの待

ち時間が減らせるなら、出費も惜しみません。花火大会は有料観覧席上等です。

　家族を持ってからは、家族全体の満足度が上がる消費ができると、よいお金の使い方ができたなと実感します。

③マネーリテラシーを高める
　いちばん有効な解決策がこれです。医師はマネーに対してあまりにも知識がなさすぎる。いくつも保険を契約しているのに、その保険が掛け捨てなのかどうかすら知らない人もいます。掛け捨ての意味を知らない医師もいます。マジで。

　まずは、お金に興味を持つことが大事です。お金に貪欲になるのではなく、お金に関する「知識」に貪欲になるのです。これを「**マネーリテラシー**」といいます。

　そして、**できるだけ若い時期に投資の勉強を始めてほしい**。投資はまだ始めなくてもよいので、投資の勉強やシミュレーションを始めるのです。最近は高校や大学でも投資サークルが増えてきましたね。そして、子どもの教育費がかさむ年齢になる前に、一定のマネーフローを確保してほしい。私には2人の男の子がいますが、保有株式の配当金だけで教育費が賄えています。これは、医学生のころから描いていたビジョンで、うまくいったなと自画自賛しています。

　投資なんて自分には程遠い存在だと思っている医学生、研修医のみなさんは、「若いころに投資の勉強をしておけばよかった」とあとで必ず思います。

格言

> 後悔とは、やってしまったことにするものじゃなくて、やらなかったことにするもの。だから私はチャンスが来たら必ずトライするわ。
>
> **キャメロン・ディアス**（女優）

いいですか、**必ず、100%**です。30〜40歳になったら、全員そう言っています。

こんなはずじゃなかったのに、と老体にムチ打って当直のアルバイトに行かなくてもいいように、今のうちに資産形成プランを立てておきましょう。

Dr.Kの
ひとこと

医師は金遣いが荒い。
キャッシュフローを把握するクセをつけよう。
投資を始める決意をしよう

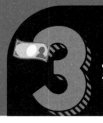

なぜか苦しい医師の家計

カネヅカ先生は確か子だくさんでしたね。上のお子さんは、もう高校生なんでしたっけ。

Dr.K

カネヅカ先生

上から、高校2年、中学3年、中学1年、小学5年、小学2年、幼稚園年長だね。

ちょ、ま、、、6人も……！

Dr.K

カネヅカ先生

全員、医学部受験を目指してもらうんだ。しかし、貯蓄がなかなか増えなくて困っていてね。

ちなみに、毎月の支出はどのくらいですか？

Dr.K

カネヅカ先生

うーん、40万円……、いや50万円……、いや……70万円くらいか？

めっちゃアバウトやん！（ズコー）

Dr.K

医師は決して裕福ではない

前節でも書いたように、収入が多い割に支出も多い"ザル"のようなキャッシュフローになっているのが我々医師。そのため、実はたくさんお金を持っている医師は多くありません。30代でも、貯蓄が1,000万円を下回る人のほうが多いのではないでしょうか（表2-3）。

リクルートドクターズキャリアの会員登録者へのインターネット調査「医師のお金大調査」[1] によれば、「『お金』『マネープラン』について悩みはありますか？」という質問に対して、実に医師の3人に1人が「支出過多である」「思うように貯蓄できない」「老後資金が不安」と回答しています※。

※複数回答可の質問です。426人が回答しています。

キャッシュフロー表をつくる

オススメしたいのが、前節でも述べたように**キャッシュフローを把握する**

表2-3　医師の資産形成のパターン

20代	卒業時にはほとんど貯蓄がないですが、研修医の給料を使う暇がなかったり、親の仕送りに助けられていたりと、意外と貯蓄額は多い医師も多いです。奨学金の負債がない人では、研修医時代に数百万円の貯蓄が達成可能です。
30代	30代になると貯蓄額で4ケタ万円を超えてくる人がちらほら出てきます。このあたりから、常勤か非常勤か、勤務先の病院の給与体系、開業プランなど、いろいろな分岐点が増えてきます。医師の多くは、このフェーズで資産形成に興味を持ち始めます。税金が増えるので、節税の知識も身につけていきます。
40代	40代になると、ある程度出口戦略が見えていますが、支出や税金が増えてしまい、住宅を購入すると、資産全体に伸び悩みの時期が到来します。それでも平均的には1,000～3,000万円くらいの貯蓄が達成できます。40代後半で1億円を超えてくる人が増えてくる印象です。
50代	50代になると管理職になるため、貯蓄額の増加速度が増えます。開業している場合、軌道に乗ると資産1億円を超えてくるでしょう。それでも全体としては、1億円未満がほとんどです。なかなか1億円の壁は厚いと思います。
60代以上	60代になるとリタイアして、再就職する人も増えます。年金＋貯蓄の切り崩しでも十分生活できますが、なかなかその決断ができないのが医師。1億円あっても働きたいのが医師。収入が激減するため、4ケタ万円を下回って推移する人も出てきます。

ということです。そのために、一度**キャッシュフロー表**を作ってみるとよい
でしょう。私は、知り合いの医師から家計診断をお願いされることがあるの
ですが、このキャッシュフロー表を一緒に作って、家族のお金が将来どうな
っていくのか、家族で話し合ってもらいます。

> **用語**
>
> ### キャッシュフロー表
>
> 　現時点の収入と支出、そして家族に起こる今後のライフイベントから、
> 将来の資産について予測する表のこと。ライフイベントで資金が充足す
> るかどうか予測することができます。プランニングの精度よりも、何が
> 把握できていないのかを自覚する意義のほうが大きいです。

　実際に私が相談を受けた事例を少し簡略化して、キャッシュフロー表を作
成してみました。専業主婦の妻と3歳、1歳の子どもを持つ年収1,100万円の
33歳の勤務医です（表2-4）。キャッシュフロー表の年収は手取りで記載しま
す。また、賃貸マンションに住んでいて家賃は13万円です。どうでしょう、
みなさんどう感じますか？

　「おいおい、ダメじゃん！」って思いますよね。支出が多いせいで、お金が
貯まらないどころか、むしろ減っていく一方。途中から当直バイトを増やす
プランを立ててみるものの、貯蓄残高は5年後に約50万円減っています。

　このキャッシュフローで問題なのは、基本生活費と教育費・学費が高すぎ
ることです。特に教育費・学費はこの給与水準からすれば間違いなくキャパ
オーバーです。

自覚できないコスト

　前節でも述べましたが、どの医師の家庭でも共通して、**年収の割に教育費**

表2-4　33歳勤務医のキャッシュフロー表 (単位：万円)

経過年数	現在	1年後	2年後	3年後	4年後	5年後
夫の年齢(歳)	33	34	35	36	37	38
妻の年齢(歳)	30	31	32	33	34	35
子どもの年齢(歳)	3	4	5	6	7	8
子どもの年齢(歳)	1	2	3	4	5	6
ライフイベント	車買い替え	−	−	長男 小学校入学	−	次男 小学校入学
夫の収入	800	820	840	860	880	900
妻の収入	0	0	0	0	0	0
臨時収入 (当直バイト)	50	50	50	100	100	100
収入合計(A)	850	870	890	960	980	1,000
基本生活費	400	400	400	400	400	400
住居関連費	156	156	156	156	156	156
車両費	200 (新車)	20	20	20	20	20
教育費・学費	150	200	200	300	300	350
保険料	35	35	35	35	35	35
その他の支出	50	50	50	50	50	50
一時的な支出	20	20	20	20	20	20
支出合計(B)	1,011	881	881	981	981	1,031
年間収支 (A − B)	−161	−11	9	−21	−1	−31
貯蓄残高	800	789	798	777	776	745

キャッシュフロー表のフォーマットは、「日本ファイナンシャル・プランナーズ協会」ウェブサイト(https://www.jafp.or.jp/know/fp/sheet/)からダウンロード可能です。

が高い。たくさんの医師の家計診断をしてきましたが、まぁ教育費の高いこと、高いこと。貯蓄がまったく増えない医師の家庭に共通していることは、身の丈を超えた教育費にあります。とりわけ、小学校受験に意欲的な親をターゲットにした幼児教室の学費は高いです。月2〜3万円になることもしばしば。

　この事例では、子どもは2人とも幼児教室・英語教室・リトミック教室の3つに通っており、いずれは私立小学校に入れる予定とのこと。「自分の子ども

も医学部に……」という思いが強く、将来は医師になってほしいそうです。小学校入学時に幼児教室は辞めるつもりですが、中学受験のために早々に塾に通わせる予定とのこと。しかし、このままいくと、子どもたちが小学校高学年になったときには、家計はスカンピンです。実は、私立に通わせるというのがいかに覚悟のいることか、わかっていない医師が多い（117ページで詳しく述べます）。

　また、この家庭では基本生活費を400万円計上していますが、改めて内訳を計算してみると、400万円におさまらないことがわかりました。調べてみると、毎月の雑多な使途不明金が15万円ほどあることがわかり、どうやらコンビニやデパートで気に入ったものをホイホイ買ってしまうクセがあることが判明しました。毎月15万円ですから、年間180万円の無駄な支出があることになります。

　ちなみに、私が家計診断した医師家庭の多くに、使途不明金がありました。そのため、収入が1,000万円、支出が800万円なのに、毎年100万円の赤字というミステリアスなキャッシュフローになっている医師の家庭もありました。

　こうしたおかしな状況にあっても、なぜ貯蓄が貯まらないのかを彼らは自覚できていないのです。

　「一般的に裕福とされる医師の家庭で、こんなことがあり得るのか」と思われる読者の方がほとんどでしょう。しかし、医師のマネーリテラシーなんて、実はこんなもんです。私だって、投資をしていなければ、ミゼラブルなキャッシュフローになっていたかもしれません。

医学生・研修医時代の金銭感覚

　なぜこうも自覚がないのでしょう？　私がその理由と考えるのが、**医学生・研修医時代の浪費癖**です。

　奨学金の貸与を受けている苦学生もいますが、多くは裕福な家庭の育ちで

す。なので、医学生のころからザルな金銭感覚の人が多いです。そのまま研修医になるわけですが、「医師＝高給取り」という扱いをされるわけで、湯水のごとくドンドンお金を使っちゃいます。

研修医は多忙ですから、いちいち家計簿なんてつけません。なんとなくお金が貯まっているなぁという感覚くらいしか持たない。そんな人間が、結婚して家族を持つとどうなるか……。もうおわかりでしょう。

格言

> 節約せずに誰も金持ちにはなれない。
> そして、節約する者で貧しい者はいない。
>
> **サミュエル・ジョンソン**（文学者）

キャッシュフロー表を作っても、目先の問題を解決できるわけではないのですが、収入と支出のバランスが取れていないことを自覚するためには、よい着火剤になることが多いです。みなさんも、家族を持った暁には、ぜひ家計を一度見直してみてください。

ちなみに、この33歳の勤務医の後日談ですが、妻と話し合い、私立の小学校を目指すことはやめたそうです。また習いごとも絞り、妻がパートを始めることでキャッシュフローは大きくプラスに転じました。それから6年が経過していますが、現在貯蓄は2,000万円を超えたそうです。よかった、よかった。

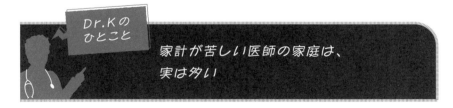

Dr.Kの
ひとこと

家計が苦しい医師の家庭は、
実は多い

【参考文献】

1）リクルートメディカルキャリア．「リクルートドクターズキャリア」特集 医師のお金大調査．2016．
https://www.recruit-dc.co.jp/contents_feature/no1608a/（2024年1月28日閲覧）

医師と高級マンション・高級車

　総務省の「家計調査2022年」によると、1ヶ月あたりの支出は、平均約24万円で、単身世帯などを除くと1世帯あたり約29万円とされています。しかし、医師のように年収が高い水準だと、教育費などが上乗せされ10万円ほど高くなります（2022年調査によれば、年間収入760万円以上の世帯は平均消費支出が約39万円）。

　医師の平均手取り収入額は、賞与の分も含めると月約70万円になります。ここから消費支出額を差し引けば、平均してざっくりと月30万円、貯蓄する余裕があることになります。

　イメージとしては、高級マンションは1億円、高級車は3,000万円くらいでしょうか。通常の持ち家プラス5,000万円、通常の自家用車プラス2,500万円と考えると、7,500万円くらい余剰なお金があれば、高級マンションに住んで高級車を乗り回せる可能性がありますが、月30万円ずつ貯蓄した場合、**この余剰分7,500万円をまかなうのに20.8年必要ということになります**。

　そのため、高給取りであることには違いないのですが、高級マンションと高級車というのは、限られた富裕層だけと理解しておくほうがよいでしょう。

4 クレジットカードを作るべし

くれか先生

クレジットカードを作りたいんですが、どこに頼めばいいんですかー。

初めてのクレジットカードだね、くれか先生は今までどうやって決済していたんだい？

Dr.K

くれか先生

親からもらったこの謎のカードで（テヘペロ）。

そ、そ、それはセンチュリオン！　アメックスのブラックカードじゃないか！

Dr.K

くれか先生

？

知らんのかーい！

Dr.K

クレジットカードって、怖い？

　医学生や研修医の時代、クレジットカードを親から「家族カード」として付与された人がいるかもしれませんが、自分のクレジットカードを持っていますか？　もし持っていないなら作ったほうがよいです。

　マイナビによる「クレジットカードに関するアンケート調査」[1] では、社会人1〜5年目の男女でクレジットカードを持っていないのはわずか6.8％とされています。

　持っていないみなさん、あなたはザ・少数派なのです。

　クレジットカードは、使うだけでポイントがつきます。また、現金をいちいち出さなくて済むので便利です。**「クレジットカードは危ない」「私は現金至上主義」という人は、かなりマネーリテラシーが低い**と言わざるを得ない状態です。怒らないでください、これからマネーリテラシーを身につければよいのですから。

　クレジットカードを利用したいと思わない理由の第1位は「不便を感じないから」というものですが、それに続く理由は「カードの不正利用が心配」「個人情報の漏えいが心配」という意見です（図2-3）。ごもっともです。

誤解①：借金しているのだからコワイ！

　借金には、「お金を返済できる能力があると、貸した側が認めている」というのが前提にあります。返せないことがわかっていて貸すのは、闇金くらいです。私は、毎月クレジットカードで数十万円を使っていますが、当然ながらこれは後から引き落とされるわけで、見方によっては「借金」ととらえられるかもしれません。世の中では「借金＝悪」という考えは根深く、クレジットカードはコワイものだと信じている人が一定数います。

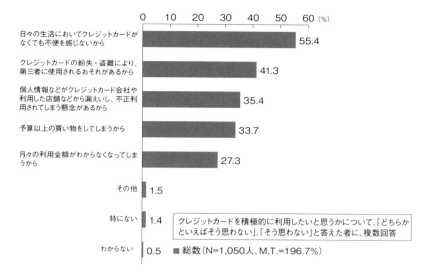

内閣府政府広報室,「クレジットカード取引の安心・安全に関する世論調査」の概要. 2016.
https://survey.gov-online.go.jp/hutai/h28/h28-credit.pdfより引用(2024年1月28日閲覧)

図2-3 「クレジットカード取引の安心・安全に関する世論調査」の概要

誤解②：不正利用がコワイ！

クレジットカードを落としてしまった場合、あるいはスキミングなどで番号が抜き取られた場合、不正利用されてとんでもないことになると誤解している人がいます。実際に不正利用があるのは事実ですが、正しい手続きを行えばそのお金を負担する必要はありません。

誤解③：個人情報の漏えいがコワイ！

マイナンバーカードでも同じような懸念をしている人がいますが、個人情報の漏洩をやたら気にする人がいます。スマートフォンを契約したときの住所は？　レストランを予約したときの電話番号は？　そうなんです。「個人情報の漏えいがコワイ」ってよくいわれていますが、日本人の多くは日常生活で個人情報を垂れ流しているんですよ。そのくせ、企業から漏えいした個人情報にはものすごくナーバスです。アンバランス＆アンフェア。

個人情報の漏えいは基本的にどのような場合にでも問題になりますが、ネ

ットショッピングでクレジットカード番号を入力することで不正利用されてしまわないか心配するならば、世の中、心配だらけになってしまいます。そもそも、そんなザルみたいなセキュリティなら、クレジットカードビジネス自体が成り立たないのですよ。

　なぜこのビジネスが成り立っているのか、そこをまず冷静に判断してください。私は25年くらいクレジットカードを使っていますが、過去に1度たりとも不正利用されたことはありません。友人に不正利用された人が1人いますが、クレジットカード会社がしっかりと補償してくれました。そう、万が一不正利用されたとしても、補償される制度があるのです※。それでも不正利用が怖いとおっしゃる人がいますが、財布をまるごとなくした場合、現金は遠隔でコントロールできないのに対して、カードは電話1本ですぐ止められます。クレジットカードはまったく被害が出ないのに対して、現金はほぼ間違いなく返ってこないという事実に目を向けてほしいです。

※ただし、不正利用されてしまっても、クレジットカードに署名がなかったり、暗証番号が入力されて取り引きされたりした場合には、補償されないことがあります。不正利用だとウソをついてお金をだまし取ろうとする契約者がいると困りますからね。届け出が遅れた場合にも補償されないことがあります。不正に利用されてから2ヶ月以内に届け出ることが目安になります。

クレジットカードのメリット

　いちばんに挙げられるメリットは、**利便性**です。昔はクレジットカードなんて百貨店くらいしか使えなかったものです。

　私は、クレジットカードと紐付けされた電子マネーで生活して、電子マネーが使えないときにクレジットカードを出しています。ほぼほぼ、現金なしで生活が可能です。もうここ数年、1円玉が何枚足りないだの、レジの店員や後ろの客を待たせるといった経験をしていません。何より、財布の中のお金をいちいち出して、おつりを戻すという行為にかかる時間がもったいない。

> たいていの成功者は他人が時間を浪費している間に先へ進む。
>
> **ヘンリー・フォード**（フォード・モーター創設者）

　そして、2つ目に挙げるメリットは「**ポイント**」です。これは多くの人に恩恵があるメリットです。たとえば年間100万円分の買い物を楽天カードで決済した場合、だいたい1万円分の楽天ポイントの獲得が可能です。ポイントがあるとないとでは、あるほうがいいに決まっています。転がっているお金を拾わない人なんていないでしょう。

　3つ目に挙げたいメリットは、**クレジットヒストリー**ができるという点です。なんだよそれ、と思われるかもしれませんね。クレジットヒストリーとは、クレジットカードを使った履歴のことです。通称「クレヒス」と呼びます。クレヒスは個人信用情報機関で保管・管理されており、どの会社のクレジットカードを使っても情報が集約されます。そのため、一度でも支払いが滞ったりすれば、「この人は支払い能力がないかもしれない」という烙印を押されるわけです。裏を返せば、遅滞なく支払いをしておれば、「**この人は社会的に信頼性がある**」という保証がつくわけです。これにより、ローンが組みやすくなります。私は医学部5年のころにクレジットカードを作ってから、ひたすらクレヒスを貯めて、現在ブラックカードを保有しています。社会的な信頼性というのはクレジットカードでも有効です。ブラックカードを保有している人に対して、各企業もいろいろなプレミアム特典を準備してくれています。

　私の場合、ホテルを予約するのは面倒なので、基本的にクレジットカード会社のコンシェルジュに「〇月△日にホテルをおさえておいてほしい、予算はこのくらい」と伝えています。海外旅行によく行く人には、ブラックカードでプライオリティ・パスを発行してもらって、空港のVIPラウンジを無料で利用できるというサービスも好評です。ゴールドカードで入室できるラウンジよりも、施設や飲食のサービスがかなり豪華です。日常的な支払いで、

真っ黒なクレジットカードを出して「おっ」と思われたいという方もいらっしゃるかもしれませんね。個人的には、そこには価値を感じていませんけど。

4つ目のメリットは**保険**です。たとえば、ショッピング保険。クレジットカード払いで購入した商品にかけることができる保険で、ブランドバッグなどが盗難にあってしまった場合でも購入代金が返却されることがあります（保険適用期間に申請をした場合）。また、海外旅行保険も充実しており、特にブラックカードレベルになると保証金額1億円はザラです。そのため、いちいち新たな旅行保険に入る必要なんてなくなります。

その他のメリットとして**家計簿がつけやすくなる**ことがあります。私は、マネーフォワードMEの家計簿アプリを使っているのですが、カード決済した分はすべてアプリに登録され、いちいちエクセルで打ち込んだりしなくても1円単位で収支を把握できています（→p.94）。

現金を引き出すときにかかるATM手数料がかからないなどの細かいメリットがたくさんありますが、メリットのほうが圧倒的に多いため、クレジットカードを使わない手はないと考えます。

クレジットカードのデメリット

財布から現金を出さないため、**支出に無頓着になる**というのがいちばん大きなデメリットだと思います。そのため、高収入の医師は、やたら支出が高くなってしまいます。「金銭感覚が普通じゃない」と自覚している人は、クレジットカードをあえて使わないという選択肢もアリかもしれません。

多くの人がデメリットだと感じている個人情報の漏えいや不正利用に関しては前述したようにそこまで心配するものではありません。

手数料については、一括払いにすれば無料です。リボ払いなどは決してやらないように！

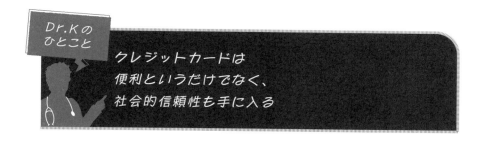

Dr.Kの
ひとこと

クレジットカードは
便利というだけでなく、
社会的信頼性も手に入る

【参考文献】

1）　日本クレジット協会. マイナビ学生の窓口調べ クレジットカードに関するアンケート調査. 2021.
　　https://www.jcredit.or.jp/information/download/questionnaire_
　　youngsocietypeople_210706.pdf（2024年1月28日閲覧）

医師向けポイントサイトで還元を受けよう

　読者のみなさんに、ぜひとも登録してもらいたいウェブサイトがあります。それは、「日経メディカルOnline」「m3.com」「CareNet」「MedPeer」などのポイントがつく、主に医師向けのウェブサイトです。

　実は、これらのウェブサイトで薬の広告を閲覧したり、アンケートに答えたりすると、独自のポイントがもらえるのです。一般向けのポイントサイトとは異なり、単位時間あたりに得られる還元率が高く、私はこれらのウェブサイトで年間数十万円の還元を受けています。Amazonギフト券や商品券と交換することができます。

　こういうウェブサイトでカチカチやるのが面倒くさくてやっていない医師が多いのですが、地道にこれらのウェブサイトを毎日チェックするようにするだけで、ちゃんとした副収入が得られます。

　過去10年ほど記録していますが、**ほどほどにやるだけで年20〜30万円くらいはもらえる**んじゃないでしょうか。企業のコスト意識とインフレが進んだせいで、昔よりもポイントの価値が減っている点には注意が必要です。

　あと、もちろん雑所得になりますから、確定申告もお忘れなく。

5 「ATM婚」に悩む医師

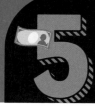

タメノ先生

自分はATM婚なのではないかと……。

奥さんが旅行好きなんですってね。

Dr.K

タメノ先生

こないだ、家のカレンダーに「夫ATM」って書いてあったんです。私のことをATMだと思っているんじゃないかと……。

その日、どこか旅行に行かれるのでは？

Dr.K

タメノ先生

はい、二人で熱海の温泉に行こうかと。

熱海……、ATAMI……、ATMか！ 謎はすべて解けた！

Dr.K

ATM医師

　医師の「**ATM婚**」という言葉をご存じでしょうか。これは、主に医師が稼いでパートナーがひたすらお金を浪費する構造のことです。パートナーからしてみれば、まさにATMなのです。

　女性医師がひたすら稼いで男性側が浪費するという構造もありますが、今回は私が相談を受けた「男性医師・女性専業主婦」の構造で書かせていただきます。

　私の妻は専業主婦ですが、家事の多くをやってくれています。非常に感謝しています。なんなら、「あまりお金のことは気にしなくていい」とまで伝えています。クレジットカードも別に上限を決めることなく使ってもらって構わないと言っていますが、スーパーの安売り商品のゲットに意欲的で、物欲とは無縁の妻です。まあ、何だかんだで非常に仲良くやっております。そんなのろけ話はさておき、以前、とある個人投資家医師から「妻は自分のことを、ATMとしてしか見ていないのではないか」と相談を受けました。

　彼は、医師である本業の年収1,500万円に加えて、株式投資で年500万円、不動産投資で年200万円ほどを稼いでいるのですが、妻の浪費が激しく、ぎくしゃくして夫婦の会話も減ってきたというのです。「最近はろくに飯も作ってくれない」とぼやいていたので、"ああこの夫婦はATM化不可避"だなと感じました。

　また、医師ではありませんが、別の不動産投資家も、「自分はATMだ」と悩んでいました。妻は某上場企業のご令嬢で、小さいころから不自由なく育ってきたそうです。近所のスーパーではなく、百貨店の地下などのハイソなところでしか買い物をしないとのこと。まさに"ハイソ貧乏"です。医師など収入が多い人や一定の資産を築いた人にとって、「ATM婚」というのは有病率が高いのかもしれません。

ATMから引き出す側の要因

ATMとして見られているように感じる男性の意見を聞くと、裕福な家庭で育った妻の場合にこういった現象が起きやすい傾向があるようです。

子どものころからの金銭感覚を保ちながら専業主婦になると、習いごとや生活費、ブランド品の購入などの際、お金に無頓着になってしまうことが多いのかもしれません。ご存じの通り、医師でも大学病院勤務などだとそこまで稼ぎがよくないのですが、ATMだと見なされた結果、"ハイソ貧乏"になってしまう家庭が散見されます。

「あなたは医師だから稼げるはず」という思い込みが妻のほうにあって、想定よりも厳しい経済状況に苦しんでいる医師家庭が多いことは、ファイナンシャルプランナーの世界では有名な話です。特に医師のキャリアの中で大学院に入学する時期というのは、多くの場合、アルバイトでようやく生活を維持できるレベルにまで収入が落ち込みます。

このフェーズで妻が現実を見つめ、収入に見合った生活にシフトできればよいのですが、変わらずATMだと見なしてくるようなら（若いうちは夫が「愛の宿日直勤務」を重ねるとしても）、後々、たいへんになるかもしれません。

ATM側の要因

相談された手前、あまり本人に面と向かっては言えないのですが、いろいろ話を聞いていると、「ATM化された側」にも理由があるのではないかと思います。

たとえば、医師としてのプライドが高く、「自分は高尚な仕事をして、お金をたくさん稼いでいるんだ」と思っている人はATMになりやすいので注意が必要です。特に、妻に家事を丸投げして「専業主婦ならあたり前」と思って

いる場合、ATM化のリスクが高くなります。冒頭に出てきた「最近はろくに飯も作ってくれない」というのは、妻が食事の支度をしてあたり前みたいな考え方でないと出てこない発言です。こういう夫は"ATM化不可避"です。気持ちを切り替えて、たまには一緒に外食でもしながら妻とゆっくり会話する機会を作ってみてはいかがでしょう。

　本業が多忙でも、普段から夫婦間で互いのことをどう思っているか話し合ったり、お金の話をシェアしたりすることが重要です。互いの金銭感覚がちぐはぐなまま結婚生活を続けていると、いつか歯車がかみ合わなくなっていきます。

格言

結婚して幸福になるには、汗の苦労を絶えず分かち合わねばならない。
ナポレオン・ボナパルト（フランス第一帝政皇帝）

　もう1つ、確実にATMになってしまう要因は、**夫の浮気**です。コロナ禍で出会いが減ったとはいえ、男性医師は女性からチヤホヤされることが多いです。一夜のアバンチュールに身を投じてしまうと、とんでもないことになります。確実にお金を稼いでくる職業なので、離婚せずに夫をATMとして扱う生き方を選ぶ人もいるようです。

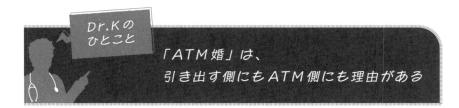

Dr.Kの
ひとこと

「ATM婚」は、
引き出す側にもATM側にも理由がある

6 子どもの学費はバカにできない

カネヅカ先生

というわけで、子どもの受験のための教育費が結構かさんでしまいまして。たいへんなんです。

最近は受験ブームですもんね。

Dr.K

カネヅカ先生

塾代で月6万円、模試代で月1万円、休みの時期になると特別講習でさらに追加10万円……。

うんうん、我々の給料でもたいへんですよねえ。

Dr.K

カネヅカ先生

私のオヤツ代月5万円、仕事帰りの酒代月3万円……。

うんうん、……ンッ!?

Dr.K

あなたの親はどうだったか？

　医学生・研修医のみなさんにも、いつか子どもができるかもしれません。そのとき、1つの命題が頭に浮かびます。「どこまで学費をかけるべきか」。

　私には2人の男の子がいます。11歳と9歳の子どもです。子どもたちが優しい人間に成長することを望んでいますが、大前提として「経済的に豊か」であることを願っています。端的に言うと、「金持ちになってほしい」という意味になりますが、実際その通りです。

　お金があるのとないのでは、あったほうがよいに決まっています。「お金で愛や幸せは買えない」という反論をよくいただきますが、別に愛や幸せをお金で買おうなんて私は思っていません。経済的に豊かであるほうが、何かと便利な世の中である、ただそれだけの話です。

　あなたのお父さん・お母さんは、どうだったでしょうか。医師家系の人は、親からなんとなくレールを敷かれ、塾に通い、医学部に合格し、医師を目指すことになったかもしれません。はたまた、私のように奨学金を借りて、苦学生を続けて医師を目指した人もいるかもしれません。ただ、間違いないのは、みなさんが医学部に合格したという事実。これには、間違いなく勉強が必要です。その勉強できる環境を与えてくれたのは、多くの場合、親です。とんでもない飲んだくれのオヤジが家にいて、勉強を自力で全部したというまれな苦学生もいるかもしれませんが、多くの人は「環境を与えられた」はずです。みなさんに子どもができたとき、その環境を与えるかどうかはとても重要な分かれ道です。

子どもにかかる学費

　子どもを幼稚園から大学まですべて国公立に通わせた場合、平均で1,000万円かかります。すべてが私立ともなれば2倍の2,000万円にものぼります（表

2-5・図2-4）。私の場合、子どもが2人いますから最低2,000万円、多くて4,000万円くらいかかる計算です。これが医学部ともなれば、私立になると2人で1億円いっちゃうかもしれません。パネェ！

　医師としてバリバリ働いているころに子どもがいる場合を想定すると、年収1,500万円クラスの勤務医の場合、1,000万円強が手取りになりますから、私立小学校に2人兄弟を通わせていると、年300万円が必然的な出費として計上されます。ここに塾代などを入れると、年500万円くらいが飛んでいくことはザラです。

　となると、年収1,500万円あるから、といって2人兄弟を私立小学校に入れ

表2-5　子どもにかかる学費

区分	幼稚園(3年間総額)		小学校(6年間総額)		中学校(3年間総額)		高校(3年間総額)	
	公立	私立	公立	私立	公立	私立	公立	私立
学費総額	701,841	1,447,176	1,933,860	9,169,422	1,435,662	3,980,799	1,352,586	3,120,504

文部科学省. 報道発表 令和3年度子供の学習費調査の結果を公表します. 2022.
https://www.mext.go.jp/content/20221220-mxt_chousa01-000026656_1a.pdfより計算(2024年1月28日閲覧)

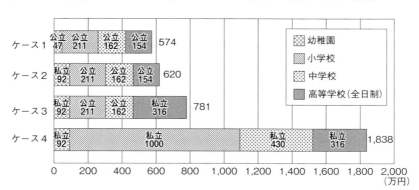

文部科学省. 報道発表 令和3年度子供の学習費調査の結果を公表します. 2022.
https://www.mext.go.jp/content/20221220-mxt_chousa01-000026656_1a.pdfより引用(2024年1月28日閲覧)

図2-4　令和3年度における幼稚園3歳から高等学校第3学年までの15年間の学習費総額

てしまうと、年500万円で生活をしなければいけないことになります。「僕は
たくさん収入がある医師だから」と鼻高々に年収1,500万円の生活をしている
と、家計が苦しくなるのは必至です。

　そのため、私立の学校に通わせるという選択肢を取るのであれば、それなり
の覚悟を持たなければいけません。

学資保険に入るべきか？

　「第5章　保険編」（→p.225）で詳しく書きますが、保険というのは、「起こ
ってしまうと経済的にダメージが大きいため、多少損をしても保険料を支払
うのはやむを得ない」と割り切れる商品に入るのが基本です。

　学資保険についてはいろいろな意見があります。なんてったって、元本保
証してくれる可能性が高いからです。また、子どもの教育資金を積み立てて
いるという構図には、一種の「清らかさ」のようなものがあって、投資をし
ているという感覚が薄れるという理由もあります。

　多くの生命保険会社の学資保険は、30歳のころから払い込みを続けている
と、子どもが大学生になるころには返戻率が110％に達します。すげぇじゃ
ん、10％の利益が出るじゃん！　絶対入るっしょ！

　そう思いますよね。ただし、ちょっとだけ落とし穴を理解しておきましょ
う。

　100万円が20年後に110万円になるとした場合、1万円の価値が今と同じか
どうかが重要なポイントになります。この110万円という返戻は、現在の円
の価値がそのまま維持されているという前提があります。

　バブルが崩壊してからアベノミクスまで日本はデフレでした。現在はデフ

レ脱却が進みつつありますが、今後インフレに傾くかどうかもわかりません。ただ、**学資保険ではインフレヘッジができない**という点はおさえておく必要があります。インフレがじわじわ進む場合、学資保険の積立額は目減りしていきます。

でもまぁこれは、現金を貯蓄していても同じロジックなのですが。

> **用語**
>
> ## インフレとデフレ
>
> インフレはモノやサービスの価格、すなわち物価が持続的に上昇することです。デフレはその逆です。デフレは物価が安いので消費者には有利ですが、製造業にとってマイナスになります。企業が赤字体質になると景気が悪くなるという循環になるため、アベノミクスではデフレ脱却を掲げたのです。現在インフレが進んでいますが、速度が急すぎると「物価の上昇がハンパない！」と国民から不平不満が飛び出します。

> **用語**
>
> ## ヘッジ
>
> ヘッジとは回避という意味です。資産運用（投資）のリスクを減少させるために取られる行動のことをいいます。

また、学資保険を解約すると「解約返戻金」を受け取れますが、これまでに払い込んだ保険料総額よりも少ない金額になってしまうリスクがあります。

そして、多くの学資保険には**払込免除特約**がついています。この特約は、契約者が死亡したり、重度障害状態になったりしたときに、その後の保険料の支払いが免除されるというものです。満期金は予定通り受け取ることができるので、生命保険の機能も兼ね備えた点は評価したいですね。ただ、特約

をつけすぎると、元本割れ必至になるため注意が必要です。十分にシミュレーションをしてから契約してください。とはいえ、そもそも払込免除特約は外せないことも多く、個人的にはつけておいたほうがよい特約だと思うので、それ以外の余分な特約には目移りしないようにしましょう。

　余剰資金がたくさんある医師は、あえて学資保険に入る必要はないと思います。ただ、ほかの保険と同じく、申告すれば所得税の控除ができるため、インフレリスクを享受した上で、とことんまで節税にこだわりたい人は契約してもよいと思います。

　ちなみに学資保険の評価は、将来の**返戻率がすべて**であると言っても過言ではなく、もし加入するなら2024年1月時点ではソニー生命一択でしょう（業界最高返戻率）。これは長らく不動の地位です。さすがソニー生命。子どもの年齢が低ければ低いほど、返戻率は高くなるので、入るなら妊娠時から加入すべきです。とはいえ、高くても返礼率は105％しかないので、学資保険の意味合いは昔ほど大きくありません。

　また、多くの学資保険では、保険料の支払い期間を選ぶことができます。短いほうが返戻率は高くなりますので、余裕資金のある医師のみなさんは最短で払い終えるよう契約しましょう。細かいですが、月々の支払いよりも年ごとの支払いのほうが手数料は安くて済みます。バリュー投資家としては、手数料にもこだわりたいですね。

個人的な意見

　私個人の意見ですが、**保険に貯蓄機能を求めないほうがよい**と思っています。私のような個人投資家の場合、20年で105％はあまりにも返戻率が低い。まともな投資をすれば、もっと効率的な運用が可能だからです。

　また、こういう貯蓄型の保険の場合、途中で解約すると元本割れをするこ

とが多く、また解約の手続きが煩雑なので、早急にお金を要する場合、何か
と不便です。

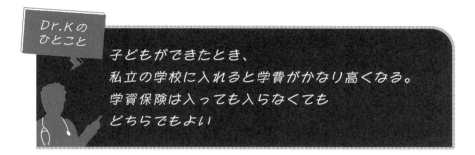

7 学会に支払う費用に気を配るべし

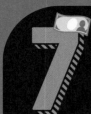

カネヅカ先生

ガクガクガクガク……。

どうしたんですか、足腰がガクブルしていますけど。

Dr.K

カネヅカ先生

ガガガガ、学会費の請求がヤバイんです……、ガクガクガク。

最近高いですよね、私も今月はたいへんです。先生は、どのくらい学会費を払っているんですか？

Dr.K

カネヅカ先生

年間100万円です。

ふぁっ！？

Dr.K

カネヅカ先生

60個くらいの学会に入っているので……、ああ、明日までに日本鼻毛学会と日本胸毛学会の学費も払わないと。

学会に支払う費用

医学生のころは気にしなくてもよいのですが、研修医以降になると学会に入ります。内科系の医師を目指す人は、まず間違いなく全員日本内科学会に入会します。さて、医師としての支出で気をつけておきたいのは「**学会参加費**」と「**学会年会費**」の2つです。

たとえば、学会参加費はどのくらいでしょうか。日本内科学会が年1回開いている総会の参加費は1万円です。発表する人も、聴講する人も、医師の場合一律で支払う必要があります。学会によって参加費は異なり、たとえば日本呼吸器学会なら1万7,000円、日本循環器学会なら1万6,000円です。「なんだ、年1回くらいならどうってことないぜ」と思うかもしれませんが、学会には**地方会**というものがあります。たとえば、大阪に住んでいる人は各種学会の近畿地方会も意識しておく必要があります。日本内科学会の地方会は2,000円、それ以外の学会は3,000円程度の参加費が必要です。

学会に参加しなければならない理由は、もちろん自己研鑽などの崇高な目的もありますが、認定医や専門医などの資格取得・更新に必要だからです。参加費を支払って会場に入ると、単位がもらえるのです。この単位を集めて、資格の取得・更新を行います。なんだか資格のために学会に行っている気がして、夢に燃える医学生が見たらガッカリしますよね。

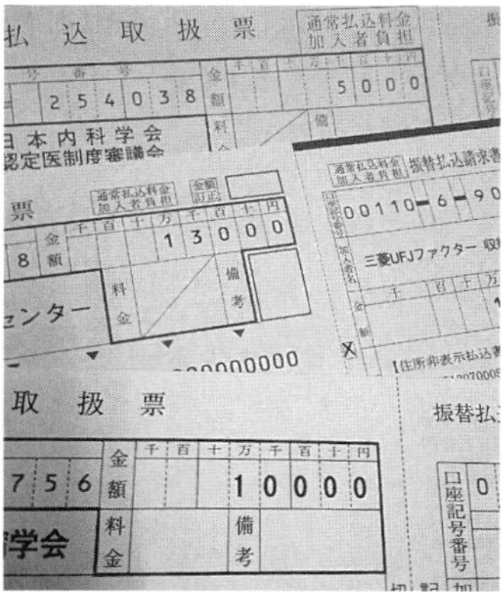

学会に所属する医師は、年会費を支払う必要があります。おおむね、年1万円前後におさえられていますが、毎年1月や4月に振込用紙が届くので（写真2-1）、そのころになるとお金がバンバン飛んでいきます。私は5つの学会に所属しているため、出費が多くゲンナリします。

写真2-1　学会から届く振込用紙

世間の物価上昇の流れと関係ありやなしや、実はこの数年、「学会の年会費」と「学術大会の参加費」が値上がりを続けています。私が所属している学会も、値上げばかりでゲンナリしてきました。学会というものは、値上げすることはあっても値下げすることは絶対にありません（言い切った）。もしかすると20年後には恐ろしい額になっているのではないかと不安です。

　学会費は、基本的に年会費・総会参加費ともに1万円くらいが相場だったのですが、ここ数年の値上がりによって、学会によっては年会費が1万5000円くらいになっています。もともと学会費は、学会を維持・運営するためのもので、学会員にサービスや品物が還元されるわけではありません。学会誌が読める、ということで高い購読料を払っていると思えば気は楽ですが、専門医資格を取るためには学会に入らないといけない決まりになっているので、「お布施」のような感覚を持つ医師も多いでしょう。そして主要学会の多くは、新専門医制度において専門医を認定する“元締め”的な日本専門医機構の社員となり、会費を支払っています。日本専門医機構はこの会費の値上げを各社員に要請しているというから厳しい世の中です。

　学会費は、決して資源価格や物価に大きな影響を受けるわけではありませんが、今後もじわじわ上がっていくと予想しています。

　背景として、学会の財務状況が危うくなりそうだから「値上げ」が行われるわけですが、その要因の一つには、大きな収入源である学術集会の企業協賛や出展がコロナ禍で大きく減ったことがあるでしょう。製薬企業と医師との間の利益相反（COI）が厳しく管理されるようになったこともボディブローのように効いていそうですし、新薬がぱったり出なくなった領域などは企業協賛が目に見えて減っているようです。

　病院によっては、これら学会に関連するコストを支払ってくれるところもありますが、赤字経営の病院だと「学会費は自分で支払ってください」といわれるところもあります。多い人だと、年10万円以上学会に支払っているの

ではないでしょうか。

　自腹で年会費を支払って学会員になろうとする場合は、自分の専門分野にとどめておくべきです。専門外なのに、会費だけ払って、総会にも参加せず、専門医などの資格を取得しない場合、無駄に年1万円も支払っていることになりますから、退会も検討すべきでしょう。現実的に専門医を維持できるのは、2つか3つくらいが限度だと思います。「あなたは何のために専門医を取得するのか」という基本的なところに立ち返る必要があるかもしれません。冷静に考えると、「一体何のメリットがあるのやら……」ということもあります。余分な学会に年2〜3万円支払っているような場合、長い医師人生でそれが何十万円にもなるわけですから、本当に必要な資格に絞る「**学会断捨離**」を検討してもよいかもしれませんよ。

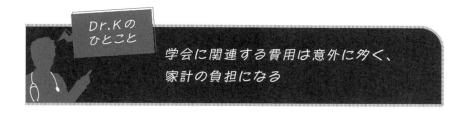

Dr.Kの
ひとこと

学会に関連する費用は意外に多く、
家計の負担になる

学会の資産規模は？

　日本には「学会」と名の付くものが無数にあります。無数は言い過ぎかもしれませんが、たとえば内科医なら日本内科学会、外科医なら日本外科学会あたりがよく知られたところでしょう。

　学会に毎年会費を納めていると、ふとこんなことを思います。学会って……、一体どのくらいの資産規模なんだろうって。いや、そんなこと誰も思わない？

　というわけで、公表されている財務諸表から、学会の資産がどのくらいあるかを見てみました。

　まずは日本内科学会を見てみましょう。学会のウェブサイトに、財務諸表などが公開されています。そのため、このページで学会の資産について私が話しても、医師として社会的に抹殺されるということはないわけです。ホッ。

　まず、「令和4年度財務諸表」から、動かしやすい換金性の高いお金がどのくらいあるか見てみましょう。現金が約33億円あります。おおお、さすがです。小さい項目では、会費の未収金が約5,200万円ある点にどうしても目が行ってしまいますが、とりあえず流動資産の合計は約34億円になります。また、土地や建物が合わせて約10億円。ソフトウェアやリース資産なども合わせて約15億円あります。というわけで、資産だけで約50億円あることがわかります。立派です、さすが。さて、負債がどのくらいあるかというと、ほぼ無借金の状態で、未払い費用と退職給付引当金がそれなりの額あるものの、負債合計は2.5億円です。これも立派。となると、基本的に日本内科学会というのは約48億円という資産評価に

なるわけです。なるほど、そんなに大きな規模だったのか……。

　つまり、上場している中規模の会社くらいの価値はあるということになります。

　小さな学会は、資産規模1ケタ億円のところが多いと思います。医師が本気を出せば、学会を買収することも可能かもしれません。買収する術がありませんけど。

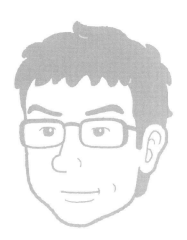

8 持ち家 vs 賃貸

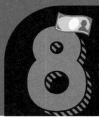

僕は60階建てのタワマンに住んでいるんだけどね、フッ。

Dr.K

くれか先生

先生すごいですぅー！　夜景がきれいなんでしょうねー！

お、おう……（でも、住んでいるのは3階なんだけど）。

Dr.K

くれか先生

さすが金融内科だけありますねぇー。今度、研修医仲間と夜景の見えるレストランで食事をするつもりだったのですが、ドクターKの自宅に変更決定ですねッ！

あれ、ちょ、ちょっと待って……。

Dr.K

くれか先生

え～、なんでよ～。

医学生はまだイメージが湧かないと思いますが、社会人が暮らしていく上で、「持ち家か賃貸か」という究極の命題が存在します。結論としては、どちらもメリット・デメリットがあるので一概に結論は出せません。

まず、おさえておきたいのは、**大学の医局に入るつもりの人は安易に持ち家を買わないほうがよい**ということです。「安易に」というのは「マネープランなしに」ということです。

理由はいくつかあります。大学の医局によっては、派遣される市中病院がかなり遠方になることがあります。電車通勤で2時間かかってしまうような場所に、毎朝早起きして通うのはしんどいでしょう。賃貸であれば、転々とできますから、住む場所も自由に決められます。また、大学院に入ると毎月のローン返済が厳しくなることもありますので、大学院に入学する前後では持ち家を買わないほうがベターです。また、海外への留学する可能性がある場合、やはり持ち家を買う意味が少し減ります。その地域でどっしり構えて生活するつもりの医師は、持ち家を買ってもよいでしょう。

ちなみに、エムスリーが医師会員3,248人に聞いたところ、持ち家が65％と多数派でした。持ち家のうち、戸建てが69％、分譲マンションが31％という状況です[1]。なので、基本的に「持ち家を目指す」という考え方が主流なのだろうと思います。

持ち家のメリット

わが城、マイホーム。「ふははは、これで一国一城の主だぁ！」と鼻高々になるのが持ち家。住宅が資産となることで家族に財産が残せますし、間取りやインテリアを自由にアレンジできます。賃貸とは違って、資産価値が残る点と自由度が高い点がメリットです。

今の時代、超低金利で銀行などからお金を借りられるというのも大きなメリットです。しかし、資産価値がどこまで残るかは場所によりけりです。駅

直結の分譲タワーマンションの最上階なら、それなりに資産価値は残るかもしれませんが、地方の利便性の悪いマンションだと、ほとんど価値は残らないと考えたほうがよいでしょう。住宅の被災による価値減少もリスク要因になります。戸建ての場合、資産価値のうち土地の占める割合が大きいため、分譲マンションと比べると資産価値は残りやすいです。

　さすがに不動産価格が高止まりしている現状、都心の一等地のマンションを買って、それが20年後同じくらいの資産価値があるかと問われるとなんとも言えません。人口動態を考えれば、今後の日本の不動産価格は必ず値下がりしていきます。そうなると、誰も借りてくれないような物件になってしまう可能性もあるのです。そのため、持ち家を資産価値の観点からとらえることはやめたほうがよいでしょう。

持ち家のデメリット

　デメリットは、簡単に引越しができない点です。別に住宅ローン返済中でも売却することはできるのですが、結構足元を見られるので、相場より安く売らざるを得ないことがほとんどでしょう。そのため、引越しリスクをかかえている医師は、マイホームを買わないほうが賢いのです。

　地方の物件の場合、資産価値は大きく下落することがあります。別に終の住み処にするために買ったもので、資産価値なんてどうでもいいという人は、あまり場所は気にしなくてよいでしょう。
　また、持ち家の場合、固定資産税、修繕や建て替えなどの維持コストがかかります。

用語

固定資産税

　その年の1月1日時点で、土地や家屋を所有している人に対してかか

る税金のこと。毎年４〜５月になると、市町村または都から納税通知書が送られてきます。多くの場合、年10〜20万円におさまりますが、地価が高い場所や面積が広い戸建て・マンションの場合、これより高い金額になることもあります。

ちなみに私は分譲マンションを２部屋所有しています。１部屋は居住用で、もう１部屋は物置みたいになっています。「２部屋も持ってるんだ〜、すごいね〜」と言われることもありますが、固定資産税も修繕積立金も２倍になるし、金銭面であまりいいことはありません。

賃貸のメリット

賃貸のメリットは、身軽であることです。簡単に引越しができます。たとえ隣人にとんでもない嫌がらせをしてくる人が越してきたとしても、すぐにその部屋を解約すればいい。また、資産価値を考える煩わしさもなく、毎月家賃さえ払っていれば、そこにずっと住むことができます。固定資産税もかからず、基本的な修繕は家主（大家さん）の負担になります。

大学の医局に属している人は、マイホームを持たずに賃貸で生活している人が多いイメージです。さすがにエラくなってくると、マイホームを買う医師も増えてくるみたいですね。

賃貸のデメリット

賃貸のデメリットは、家賃がすべて出て行ったきりになってしまうことです。つまり、家賃20万円の家に10年間住んだら、支払った家賃2,400万円は返って来ません。保険で言うところの「掛け捨て」と同じ概念です。そのため、多額のお金を支払っているのに、資産を残せないというのが大きなデメリットです。

さらに、先に触れた「持ち家のリスク」を回避できる特性上、持ち家（で、何のリスクも発生しなかった場合）よりも、通算でやや割高になることが多いです。金融商品でも、リスクの高い商品に対しては金利が上乗せされます（これを「リスクプレミアム」と言います）。

賃貸の場合は家主に「持ち家のリスク」を負担させているわけですから、その分、やや割高になる傾向にあるのです。けど、だからと言って「持ち家のほうがお得だ」というのはかなり乱暴な議論です。

格言

家は生活の宝石箱でなくてはならない。

ル・コルビュジエ（建築家）

不動産投資する人は、持ち家を買わないほうがよい

投資の世界には、「**不動産投資をやるなら持ち家を買うな**」という格言があります。これは、住宅ローンをかかえていたら、投資物件の購入の際に借りられる枠が残らないからです。たとえば、年収1,000万円の医師が金融機関から借りられるローンの枠は、年間の返済額の上限が年収の35％以内あたりです。つまり、年間350万円が返済の上限となり、これを金利2％、35年返済で逆算すると7,000万円程度の借入れが可能です（医師だというプレミアムでもう少し借りられるかもしれませんが）。

それ以上の借入れになると、返済できないというリスクが大きくなるため、金融機関はお金を貸してくれません。ましてや不動産投資で持ち出し（赤字）が発生している状態で、大豪邸を買おうとしても、どこも住宅ローンを組ませてくれません。

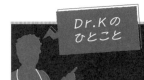

Dr.Kのひとこと

大学の医局に入る予定がある人は、
安易にマイホームを買わないほうがよい

【参考文献】

1）エムスリー. お金を捨てるようなもの？「賃貸」「持ち家」医師の意見は…. 2023.
　　https://www.m3.com/lifestyle/1166715（2024年1月28日閲覧）

持ち家は負債？

　持ち家は固定資産になり貸借対照表の左側に位置します。しかし、同時に右側の負債に住宅ローン（借入金）が記載され、毎年の固定資産税、修繕費は右側の純資産に入るはずの「当期利益」を引き下げる要素となります。

　資産であるはずの持ち家は、直接的な利益を生み出さない上、右側の流動負債・固定負債ばかり増えるので、持ち家は資産とは言えないという考え方もあります。

　家賃収入を生み出す投資用マンションとの比較でこう言われますが、持ち家があるからこそ、医師が毎日そこで休息し、仕事に行って利益を出せるわけなので、間接的に利益を生んでいるという解釈もあります。

　まあ……、個人的にはどっちでもよろしい。

9 飲み会はほどほどに

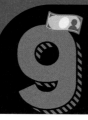

カネヅカ先生

今日は疲れたなー！　みんなでパーッと駅前のビアガーデンでもいくかあ！

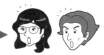

研修医たち

……。（お互いの顔をチラチラ）

カネヅカ先生

あれ、どうした？　アフターコロナの今となっては、ノミュニケーションが大事な時代じゃないの？

Dr.K

カネヅカ先生、飲み会は最近の若者にウケないのかもしれません。あるいは……、（クルッと振り返り）みなさん、カネヅカ先生がミシュラン3つ星レストランに連れて行ってくれるそうです。

研修医たち

あ、なら行きます！！

な、なんでやねーん！

年10万円くらいは覚悟せよ

　コロナ禍で飲み会の自粛が続き、病院全体で飲み会の数は減ったと思います。身近な友達と外食に行くくらいにとどめている人が多いのではないでしょうか。

　「飲み会が減ってよかったー」という人も多いでしょう。私みたいなコミュ障は、まさにそのタイプです。

　しかし、アフターコロナになってくると、在りし日の飲み会生活が再び始まるかもしれません。

　病棟の飲み会がもし復活すると、どのようになるでしょうか。私のような中堅医師の意見を参考にしてください。

　平均的な医師の場合、次のような飲み会が多いでしょう。ちなみに、研修医時代は多くの場合、安く済ませてくれることが多いですが、それ以降になると、医師のほうが看護師よりも参加費が高く設定されていることが多いです。「不公平だ！」と幹事に怒鳴り込んでも、「あの医師はケチ」という風評が立つだけなので注意してください。

　中堅医師3人くらいに聞いたところ、コロナ禍前の飲み会のスケジュールとしては、表2-6のようなものが多かったです。病棟を2つ以上掛け持ちしている人が多いです。

　この例だと、年8万7,000円が飲み会でなくなってしまう計算です。年収1,200万円ある勤務医からしてみれば、たかだか8万円あまりで……と思われるかもしれませんが、家族を養っていく立場になれば、この飲み会代が無視できないものだと実感できるようになります。

4月		1月	
・A病棟歓迎会	6,000円	・A病棟新年会	6,000円
・B病棟歓迎会	5,000円	・B病棟新年会	5,000円
・医局歓迎会	8,000円	・医局新年会	10,000円
8月		3月	
・納涼会	7,000円	・A病棟送迎会	6,000円
12月		・B病棟送迎会	5,000円
・A病棟忘年会	6,000円	・医局送迎会	8,000円
・B病棟忘年会	5,000円		
・医局忘年会	10,000円		

表2-6　コロナ禍前の飲み会の支出例

　特に妻が家計をにぎっている場合、「飲み会代、高すぎない？」と言われることもあり、それがケンカの火種になることだってあり得ます。

　フルで参加する人は、年10万円くらいは覚悟しましょう。

格言

少し食べ、少し飲み、そして早くから休むことだ。
これは世界的な万能薬だ。

　　　　　　　　　　　ウジェーヌ・ドラクロワ（画家）

なぜ医師だけ費用が高いのか

　多くの病院で見かける光景ですが、医師だけ参加費が高くなっている飲み会があります。特に多職種が参加する病棟の飲み会などでよく見られます（図2-5 /→p.140）。

　医師という職業柄、収入が多いから飲み会代を高くするというのは間違っていると思います。定期的に病棟で開かれる飲み会は、互いの労をねぎらっ

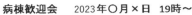

病棟歓迎会　　2023年〇月×日　19時〜
場所：●民　　△△店

参加費：
　医師：10,000円
　医師以外（看護師など）：5,000円

ふるってご参加お願いします！

図2-5　飲み会の例

たり、コミュニケーションの活性化を目的としていたりするため、職種で差をつけるのはそもそもおかしい。この話をすると「医師のくせに、ケチくさい」という意見がよく出るのですが、職業別に同じ飲み会で代金に差をつけるのは、間違いなく差別です。

　個人的にナースと飲みに行って、男性が奢るという構図であればいいと思うのですが、オフィシャルな飲み会で最初から価格設定を高くする行為は、どうしても好きになれません。賛否両論あるこの"飲み会の価格設定"は、アフターコロナで再びみなさんが経験するかもしれません。

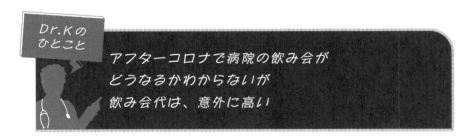

Dr.Kのひとこと

アフターコロナで病院の飲み会が
どうなるかわからないが
飲み会代は、意外に高い

第3章

節税編

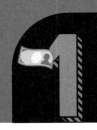

節税を知らずして
収入を語るべからず

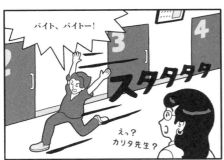

バイト、バイトー！

えっ？
カリタ先生？

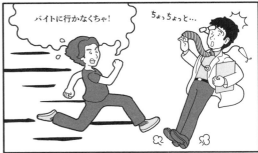

バイトに行かなくちゃ！

ちょっちょっと…

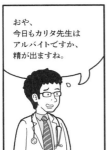

おや、
今日もカリタ先生は
アルバイトですか、
精が出ますね。

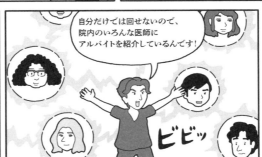

自分だけでは回せないので、
院内のいろんな医師に
アルバイトを紹介しているんです！

ビビッ

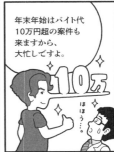

年末年始はバイト代
10万円超の案件も
来ますから、
大忙しですよ。

10万

ほほう…。

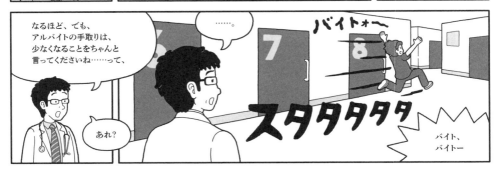

なるほど、でも、
アルバイトの手取りは、
少なくなることをちゃんと
言ってくださいね……って、

……。

あれ？

バイトォー

スタタタタタ

バイト、
バイトー

142

自分の年収は知っていても、税金の額を知らない

「年収いくらですか？」と聞かれて、意気揚々と額面年収の「1,300万円だぜ」などと答える医師がいますが、「税金をいくら納めていますか？」と聞かれて即答できた医師に、私はほとんど出会ったことがありません。というわけで、

あなたは毎年いくら税金を納めていますか？

この質問に答えられるようになりたいですね。医学生は扶養に入っている人が多いので答えられなくてもよいですが、マネーリテラシーを高めようとしている若手医師は答えられないといけませんよ。

この質問に答えられない理由は、日本国民の税金に対する意識が低いためです。消費税やたばこ税など、身近な税金には興味はあるくせに、所得税や住民税といった人生を左右する大きな税金にはあまり興味がないのです。これは、国民にとってわかりにくい税制になっているためで、「みんな払っているんだから、それでいいや」と勉強することをあきらめてしまっていることの証左です。

では、平均的な勤務医は、いったいいくら税金を払っているのか。

今の日本の所得税は、累進課税制度で課されているため、税率は5％から45％の7段階に分かれています。つまり、所得が多いほど税率が高くなっていくのです。一般的に医師は給与がほかの職業よりも高いため、医師の税負担はかなり多いのが実情です（表3-1／→p.144）。

補足しておきますと、日本で導入されている所得税における累進課税は「所得が一定額を超えると、その超えた部分に対して高い税率をかける」という超過累進税率方式です（図3-1／→p.144）。そのため、税率が上がったら困るから、年収900万円ギリギリまでおさえようとしなくてもよいです。無意味ですから。

表3-1 所得税の速算表

課税される所得金額	税率	控除額
1000円を越え 195万円以下	5%	0円
195万円を越え 330万円以下	10%	97,500円
330万円を越え 695万円以下	20%	427,500円
695万円を越え 900万円以下	23%	636,000円
900万円を越え 1,800万円以下	33%	1,536,000円
1,800万円を越え 4,000万円以下	40%	2,796,000円
4,000万円超	45%	4,796,000円

国税庁. No.2260 所得税の税率. 2023.
http://www.nta.go.jp/taxes/shiraberu/taxanswer/shotoku/2260.htmより
作成(2024年1月28日閲覧)

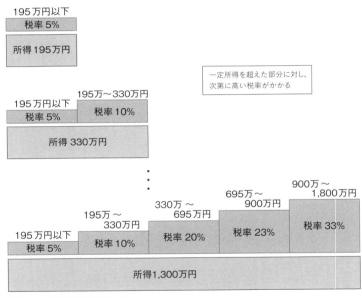

図3-1 超過累進税率方式

　また、額面の年収が1,300万円だったとすると、1,300万円にすべてに所得税がかかるわけではありません。ここから、**給与所得控除など控除がいくつか受けられ、控除額をすべて差し引いた金額**（課税所得）**に税金がかかります**（図3-2）。

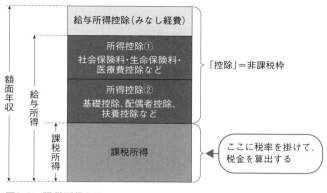

図3-2　課税所得とは

図中のラベル：
給与所得控除（みなし経費）
所得控除①　社会保険料・生命保険料・医療費控除など
所得控除②　基礎控除、配偶者控除、扶養控除など
課税所得
額面年収
給与所得
課税所得
「控除」＝非課税枠
ここに税率を掛けて、税金を算出する

　たとえば、年収1,300万円ならば手取りは約900万円です。つまり、400万円くらい税金として支払っていることになります。どうでしょう、イメージと合っていますか？　400万円の内訳は、社会保険料160万円、所得税150万円、住民税90万円といった感じです。

　第1章の額面年収と手取り年収の概略（図1-1／→p.13）のように、日本は、稼げば稼ぐほど税金が増えるというやりがいのない税制になっているのです。予想以上に自分の手元に残るお金が少ないので、額面年収からは程遠い生活水準になってしまっています。さらに医師は金遣いが荒い（→p.86）ですから、勤務医の多くは貯蓄が思ったより少なく、**いちばん厚い層は保有資産1,000万円以下**といわれています。大理石のリビングでくつろぎながら、ワイングラスを傾けるなんていうセレブな生活は身の丈に合いません。ガビーン。

　アルバイトで収入をアップさせるのも有効ですが、その上乗せした収入もおそらく33％以上が税金として徴収されることになります。徒労感満載ですよね。同じように、講演や原稿の仕事をもらって10％の源泉徴収がなされたとしても、確定申告で追加納税しなければいけないのです。

　医師が、普段勤務している医療機関とは違うところで外来診療や当直業務

のアルバイトなどをする場合の収入は、基本的に「給与所得」という区分になります。ただ、雇用契約であれば給与所得、業務委託契約であれば雑所得という定義になっており、一部の病院では雑所得扱いのところもあるかもしれません。原稿料や講演料、フリマアプリやアフィリエイトによる収入は雑所得となります。

> **格言**
>
> この世で確実なものは、死と税金だけだ。
>
> ベンジャミン・フランクリン（政治家・科学者）

源泉徴収はせいぜい10%

まず常勤先の手取りの給与というのは、源泉徴収をされた状態、つまり源泉所得税を納めた状態で支払われています。医師のアルバイト先から支払われる給与も同じく源泉徴収をされた状態で支払われます。おそらく、**多くても10%です**。たいていの人が少なくとも10%の所得税を支払うことがわかっているからです。

図3-1（→p.144）に示したように、年収1,500万円クラスの医師の場合、所得税率は33%です。そのため、単純計算でも残り23%分の所得税を後で納めないといけないのです。たとえば私の場合、原稿料などの雑所得が10万円入ったとしても、1万円の源泉徴収以外にも、さらに3〜4万円の追加納税が必要になるのです※。

※厳密には、必要経費などを申告してもう少し税金の支払いを軽減することができます。

ただ、「第1章　収入編」でも述べたように、医師のアルバイトは基本的に医業なので、個人的には給与所得として扱われるべきと思います。しかし、雑所得としてカウントせざるを得ない副業というのが、世の中には山ほどありまして。

確定申告をしたらお金が返ってきたという話を聞いたことがあるかもしれ
ませんが、高い年収の医師では、基本的に確定申告すると足りない源泉所得
税を支払う義務が生じます。とんでもない医療費を支払った、などの特例が
ない限り、**基本的にアルバイトなどの副収入は追加納税の対象になります。**

　じゃあ、アルバイト収入があったことを申告しなければいいじゃん、とい
う作戦も考えられます。うん、それは立派な犯罪ですぞ。脱税というやつで
す。だから、アルバイト代や原稿料などをもらってしまったなら、必ず確定
申告をしましょう。ただし、雑所得に区分される収入の場合、1年間で20万
円を超えていなければ、確定申告の必要はありません。

用語

確定申告

　所得にかかる税金（所得税および復興特別所得税）の額を計算し、税金を支
払うための手続き。医師の場合、職場で年末調整という作業が行われる
ため、以下の項目に該当しなければ確定申告をする必要がありません。
生命保険料や住宅ローンも所得税控除の対象になりますが、これらにつ
いても年末調整で職場がやってくれるはずです。ただし、ふるさと納税
など個人的な節税戦略については、自分自身で確定申告を行う必要があ
るので注意してください。なんでもかんでも職場がやってくれるわけで
はないのです。

　確定申告が必要な人（①〜④のいずれかに該当する場合）：

① 年収2,000万円超の人

② 2ヶ所以上から給与をもらっている人

③ 年20万円を超える雑所得がある人

④ その他の控除〔医療費控除：1年あたり10万円以上の医療費がある、
　　寄附金控除：ふるさと納税、など〕を適用する人

　さて、以上のことから、医師が頑張ってアルバイトをしてもたくさんのお

金が税金で消えてしまうことがわかりました。「10万円のアルバイトがあるんだけど」と先輩から声をかけられても、残るのはせいぜい6〜7万円くらいだと思っておいたほうがよいでしょう。私も若いころ、たくさんのアルバイトをこなしたことがあります（救急病院の当直や、正月の高額バイトなどなど）。しかし、2〜3月の確定申告で50万円も追加徴収されたときの徒労感といったら、なんともいえないものがありました。

節税は必須

みなさんは医師として働くわけですが、この先残念ながら大増税の時代に入ります。あまりニュースなどで報道されていないのは、暗黙の規制でもかかっているのか、はたまた理解していないマスメディアが多いのか。

脱税は犯罪ですが、**節税は犯罪ではありません。テクニックです**。そのため、医師免許を取ったら節税の勉強を始めてください。これを知っているのと知らないのとでは、ヘタすりゃ生涯で数千万円以上の差がつくかもしれません。いや、ちょっとそれは言い過ぎか。

格言

賢く考えていながら、愚かに行動してしまうのが、人間の性だ。

アナトール・フランス（詩人）

医学生時代は大丈夫ですが、研修医になると、ある電話がかかってくるようになります。それが不動産投資の勧誘です。貯蓄がほとんどない研修医に不動産投資をすすめる業者も浅はかですが、とにかくよくかかってきます。

まず書いておきたいのは、**不動産投資の電話はまともに聞いてはいけない**ということです。不動産投資については「第4章　資産運用編」の203ページに詳しく記載しています。

控除を積み立てろ！

　1年間に20万円以上の雑所得が発生すると、確定申告をしなければいけません。医学生のときは親の扶養に入っていることが多いので、確定申告について気にしなくてもよいですが、医師免許を取った後は自分の所得と向き合う必要があります。そして必要ならば、毎年確定申告をしなければいけません。

　学生の場合、勤労学生控除を申請すれば27万円の控除額が加わり、年130万円まで所得税がかかりません。しかし、親の扶養家族となっている場合は、年103万円を超えると扶養を外れてしまい、親の税金負担が重くなる点に注意が必要です。これが俗に言う、「103万円の壁」です。たとえば、家庭教師のアルバイトで年103万円以上稼いでいる医学生がいたとしましょう。もし彼が扶養されている場合、実は親の納める税金が増えてしまいます。**これは親が扶養者控除**（16歳以上の場合、1人あたり38万円）**を受けられなくなるため**です。さらに、アルバイトで年130万円以上を2年以上稼いでいる場合、親の税負担が増えるだけでなく、社会保険の扶養を外れてしまいます。つまり、学生自身が国民健康保険といった社会保険料を支払う義務が生じるのです。これは、かなりやっかいです。そのため、学生時代はあまり派手に稼ごうと思わないほうがよいでしょう。

　研修医になると、非常勤扱いのところもあり、アルバイトの規定はあまり厳しくありません。ただ、多忙な研修生活の合間を縫ってアルバイトをするなんて神業は到底不可能で、ある程度一人前になってからアルバイトをすることが多いと思います。

　その後、常勤医や開業医になると、所得税を節税するための知識をつけないといけません。

　大事なのが、**控除を積み立てる**ということです。

控除

　医学生にとって、謎の用語の一つですが、控除とは「金銭を差し引くこと」を意味します。要は稼いだお金に全部税金がかかっては困るので、必要経費や権利とされる部分を差し引いて（控除して）課税しましょう、ということです。

　課税所得については、図3-2（→p.145）を参照ください。課税所得を減らすためには、収入を減らすか、控除額を増やすことしかありません。「収入を減らして節税できた」なんて本末転倒もはなはだしいので、控除額を増やす方向で考えなければいけません。つまり、**使える控除をどんどん申告すれば、税金は安くなるのです**。

　確定申告をするためには、「**源泉徴収票**」が必要です（→p.23）。年末もしくは年始に職場でもらえると思います。確定申告の受付が始まる2月中旬までに入手できない場合には、職場の給与係に申し出てください。20万円以上の雑所得（原稿料や講演料など）、生命保険料、地震保険料など、ほかに確定申告しなければならない理由がなければ、源泉徴収票、個人番号カード（マイナンバーカード）のコピーなどの身分証明書、認印、そして寄附金受領証明書を持って税務署に行けば簡単に済みます。確定申告の受付は、2月中旬から1ヶ月間。その間の平日に、半日くらい、休みを取って税務署に行きましょう。一部、例外的に土・日曜に受け付けてくれるところもあるようです。また、インターネットで電子申告できる「e-Tax」でも確定申告はできますが、**確定申告をしたことのない勤務医がe-Taxをやると結構失敗することが多い**ので、少なくとも最初は、対面式で確定申告をしたほうが無難だと思います。

　さてさて、控除にはどういった種類があるのでしょうか？　医師免許を取ったばかりの人に関与しそうな控除は、次のようなものです。

①給与所得控除

②配偶者控除

③扶養控除

④基礎控除

⑤医療費控除

⑥社会保険料控除

⑦生命保険料控除

⑧地震保険料控除

⑨住宅ローン控除

⑩寄附金控除

①給与所得控除

　給与所得控除は、自営業者のように経費の計上が認められない分、みなし経費として差し引いてくれる控除です。ベテランの勤務医レベルならば、195万円の上限枠におさまるはずですが、これは自動的にその金額が決まるため、節税のしようがありません。2020年の改正では全世帯一律10万円ずつ控除額が減り、年収850万円超の控除額は現在**195万円で頭打ちになっています。**昔はこの控除、200万円以上あったんですが、どんどん増税の方向になっています。

　医師の場合、給与所得控除が職業の割に少ないため、特定支出控除が使えるかもしれませんが、使っている人はほとんどいないらしいです（→p.91）。私も医師で使っている人を見たことがありません。

②配偶者控除　③扶養控除

　配偶者がいたり、扶養家族がいたりすると控除されます。配偶者控除は条件を満たしていれば一律38万円と決まっていましたが、2018年の改正で大きく変更になりました。変わったのは、夫の年収が1,120万円を超えると、年収額に応じて段階的に控除額が減るという点です。1,200万円を超えると、配偶

者控除はゼロになります。勤務医にとってはかなりイタイ改正でした。

　これにより、中堅以上の勤務医のほとんどが配偶者控除の適用から外れています。ザンネン！

　扶養控除※は子どもの年齢にもよりますが、16歳未満の子どもがいる場合、扶養控除の対象にはなりません。そのため、この本を手に取るほとんど全員が扶養控除の恩恵を受けることはできないでしょう。

※扶養控除は、2011（平成23）年にこども手当（現・児童手当）の財源として一部が廃止されました。確定申告書には「住民税に関する事項」として16歳未満の子どもを記入する欄がありますが、これは住民税（均等割額と所得割額）の非課税基準額を判定する際使用するものです。

④基礎控除

　これまでは、誰でも一律38万円の基礎控除が認められていましたが、2020年の改正で基礎控除は、現状の38万円から48万円に増加しました。ただし、年収2,400万円を超えると段階的に縮小し、2,500万円超で控除がゼロになります。高収入の医師は、これにより実質増税となります。金持ちほど控除が積み立てられないのです。賽の河原の石積みより難しいんですよ、これは。

⑤医療費控除

　医療機関の窓口で負担した医療費のうち10万円を超えた分を、200万円まで控除してくれます。つまり、窓口で負担した1年間の医療費が15万円ならば5万円を控除できるということです。100万円以上のようにベラボウに高い医療費がかかる治療を受けた場合、高額療養費制度でまず還付を受けて、残った金額を医療費控除で確定申告するのが最も節税効果が高いです。

　ちなみに、同居している配偶者や扶養者も合算ができます。意外に忘れがちなのが歯科矯正です。審美目的だと医療費として認定されませんが、噛み合わせが悪いなどの医学的事由があれば、なんら問題なく確定申告で控除が可能です。とはいえ、審美目的かどうかの判断のために診断書を求めてくる税務署はほとんどないそうです。また、通院にかかった交通費も対象になり

ます。電車、タクシーも対象になります。

⑥社会保険料控除

　勤務医は基本的に勤務先の給料から社会保険料が天引きされていますので、節税しようがないですね。社会保険の用語説明は28ページの通りです。

⑦生命保険料控除

　支払った生命保険料を最大12万円まで控除できます。生命保険に入っている人は、年末までに送られてくる「控除証明書」を必ず保管しておき、確定申告のときに添付できるようにしておきましょう。

⑧地震保険料控除

　支払った地震保険を最大５万円まで控除できます。分譲マンションなどマイホームを買うときに契約する人が多いと思います。これも年末までに送られてくる「控除証明書」を必ず保管しておき、確定申告のときに添付できるようにしておきましょう。

⑨住宅ローン控除

　住宅ローン控除（住宅借入金等特別控除）とは、住宅ローンの年末残高の0.7％相当額が最大13年間、所得税から控除される制度のことです。3,000万円の住宅ローンを組んで、年末の残り残高が2,000万円なら約14万円が控除対象になります。勤務医の場合、確定申告すべきほかの項目がなければ年末調整で病院側がやってくれますが、確定申告をする場合は年末までに届く「**住宅取得資金に係る借入金の年末残高等証明書**」を申告時に添付する必要があります。

⑩寄附金控除

　慈善団体に寄附すれば、その分控除されるという制度ですが、寄附した持ち出し分が返ってくるわけではないため、手持ちの資産からマイナスになります。しかし、唯一寄附した金額を上回る恩恵が受けられる寄附金控除があ

ります。それが次節に述べる「**ふるさと納税**」です。

　私の知る限り、最もお得な節税対策だと思っているので、**ふるさと納税を やっていない人は今すぐやるべきです。研修医1年目になった時点で即刻始 めるべき制度**です。ふるさと納税については次節で詳しく説明します。

　というわけで、収入から積み立てた控除を差し引いて残ったお金（課税所得） に所得税がかかるという仕組みになっています。いいですか、**控除を積み立 てることが節税の基本中の基本**なのです。見逃している控除がないか、誰も 確認してくれません※。あなた自身が知っておかないと損をする世界なので す。

※親切な税務署の職員さんは、対面で確定申告をすると教えてくれます。私も最初はそうでした。

　本当はもう1つ、「**法人を設立する**」という最強の節税方法も書きたかった のですが、医学生や研修医が法人を作ってまで資産運用することはまずない と思い、割愛させていただきました。
　節税意識がない医師は、ただそれだけで生涯収入が減ってしまいます。そ のため、特に収入がじわじわ増えてくる医師3～5年目の時期に、税金につ いて一度しっかりと勉強するようにしてください。

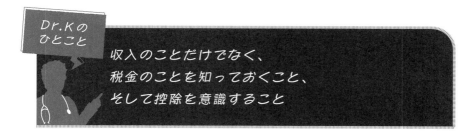

Dr.Kの
ひとこと

収入のことだけでなく、
税金のことを知っておくこと、
そして控除を意識すること

セルフメディケーション税制

2017年1月1日から、特定の医薬品購入に対する新しい税制である「セルフメディケーション税制」が始まりました。

これは、しっかり健康診断などを受けている人が、一部の医薬品を町の薬局などで購入した際、所得控除を受けられるようにしたものです。医療費抑制効果を狙った施策です。

医療用から転用された特定成分を含む医薬品を、年間1万2,000円を超えて購入した際、1万2,000円を超えた部分の金額（上限金額：8万8,000円）について所得控除を受けることができます。

ただし、従来の医療費控除制度とセルフメディケーション税制は同時に併用できないため、病院に通院して年10万円以上の医療費を払っている人にはまったく意味のない制度です。

町の薬局で年1万2,000円使うことはあるかもしれませんが、かなり割高な価格設定になっている薬品が多く、健康診断を受けていることが条件になりますから、個人的にはこれを活用している人はむしろ情報弱者ではないのかと思ってしまいます……。

ちなみに該当薬品は、その箱に「セルフメディケーション税控除対象」と書かれた共通識別マークがついているので、薬局に行ったときに一度確認してみてください。

なお、本制度は当初、2017年1月から5年間の特例として始まりましたが、2022年1月より5年間延長されることになりました。

2 国民全員がやるべき 「ふるさと納税」

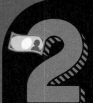

くれか先生

（バターン！）K先生、先週ふるさと納税で寄附したんですけど……。

どうしたんですか？　くれか先生。

Dr.K

くれか先生

……。冷凍庫を貸してください！（溶けそうになっている冷凍食品をたくさん抱えている）

うわー！　ぼたぼたじゃないっすか！

Dr.K

くれか先生

ここの冷凍庫、借ります！（ドサドサ！）

もうちょっと計画的にやりましょう！

Dr.K

ふるさと納税

　ふるさと納税の制度には、自治体に寄附をすることでその地域を応援しよう、活性化させよう、という理念があります。自分のふるさとに寄附するわけではなくて、寄附するのはどこでもいいんです。

　自分のふるさとだけでなく、全国津々浦々の自治体に寄附することで、返礼品がもらえて、なおかつ節税になるという夢のような制度です。特に**所得が多い医師は絶対に使うべき制度**です。いいですか、**やらないと損です。**

　では、このふるさと納税とは、どんな制度でしょうか。まず、自治体が寄附を募るわけですが、「うちの自治体に寄附をしてください」とアピールしているだけでは誰も寄附してくれません。そこで自治体には、寄附してくれた人に「**お礼の品**」を送ることが許されています。加えて、寄附した額の一部が、寄附した人の税金から控除されます。たとえば、あなたが、とある自治体に1万円を寄附すると、2,000円を引いた8,000円分が、あなたの支払う所得税や地方税から控除されます（図3-3）。つまり、あなたが国や住居地に払う税金を8,000円減らして、ポケットマネーで2,000円を足した合計1万円を、あなたが応援したい自治体に「ふるさと納税」できるという仕組みです。

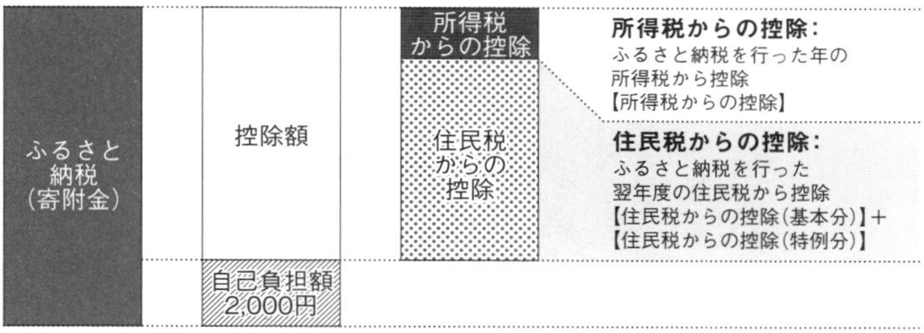

総務省. ふるさと納税のしくみ.
https://www.soumu.go.jp/main_sosiki/jichi_zeisei/czaisei/czaisei_seido/furusato/mechanism/deduction.htmlより引用（2024年1月28日閲覧）

図3-3　ふるさと納税　控除額の計算

そう聞くと、「その自治体からのお礼の品が2,000円以上だったらいいけどさー」と思いますよね。大丈夫です！　**1万円を寄附すると、最大で3,000円相当（30%）の特産品を送ってもらえます**。

これだけでも確実にプラスリターンなんですが、実はこの2,000円の自己負担は、寄附する額を（ある程度まで）増やしても変わりません。ある自治体に3万円寄附すれば、2,000円の負担で最大で平均9,000円相当の特産品を送ってもらえるんです。しかも、寄附する自治体は1ヶ所である必要はありません。1万円ずつ、10ヶ所の自治体にふるさと納税することもできます。その場合も自己負担は2,000円です。

じゃあ、100万円寄附すれば2,000円の自己負担で30万円の特産品をもらえるのか、というと、そうとは限りません。その人の所得に応じて、年間の寄附上限額が決まっているのです。配偶者や子どもがいるかどうかによっても違いますが、たとえば、あなたが独身で年収800万円の後期研修医なら年間

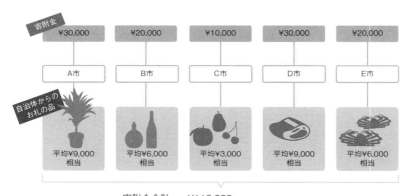

図3-4　ふるさと納税のイメージ　　　※返礼品の価値は30%と仮定

12万9,000円までふるさと納税できます。この後期研修医が、図3-4のように11万円を5つの市にふるさと納税すれば、実質2,000円の負担で、最大で3万3,000円相当のお礼の品をゲットできます。また、それをすべてA5ランクの牛肉にしたとすると、2,000円の自己負担で3万円以上の牛肉が手に入るということです。

表3-2（→p.160）は、自己負担額の2,000円を除いた全額が所得税（復興特別所得税を含む）および個人住民税から控除される、ふるさと納税額の目安の一覧です。研修医〜勤務医レベルを想定した年収ラインのみを転載しました。どうでしょう、みなさんは、どのくらいふるさと納税ができそうですか？

家族構成やその他の所得税控除を行っているかどうかによっても上限が変わるので、正確な計算は難しく、ざっくりと「額面年収1,500万円＝年35万円くらい」という理解でよいと思います。

さて、本番はここから。この表を見ると、年収が上がるほど、ふるさと納税で寄附できる金額が増えているのがわかると思います。年収2,000万円の医師の場合、55万円くらいが納税の上限です。つまり、2,000円の自己負担で15万円くらいの品物が手に入るということです。

そうなんです、ふるさと納税は富裕層にとっては、**またとない節税のチャンス**でもあるのです。

この上限額ですが、足が出た瞬間にいきなり損になるわけではないのであまりピリピリしなくてよいです。多少、限度額を超えても、確定申告をすればその分、通常の寄附金控除が適用されるため、全額ドボンで自己負担になるわけではありません。

私の個人投資家の知り合いは、実質2,000円の出費で、毎日のように地方名産品が送られてくるため、それで食費をほぼ賄っているそうです。彼は年収

表3-2　全額控除されるふるさと納税額（年間上限）の目安

ふるさと納税を行う方本人の給与収入	ふるさと納税を行う方の家族構成						
	独身または共働き※1	夫婦※2	共働き+子1人（高校生※3）	共働き+子1人（大学生※3）	夫婦+子1人（高校生）	共働き+子2人（大学生と高校生）	夫婦+子2人（大学生と高校生）
300万円	28,000	19,000	19,000	15,000	11,000	7,000	-
325万円	31,000	23,000	23,000	18,000	14,000	10,000	3,000
350万円	34,000	26,000	26,000	22,000	18,000	13,000	5,000
375万円	38,000	29,000	29,000	25,000	21,000	17,000	8,000
400万円	42,000	33,000	33,000	29,000	25,000	21,000	12,000
425万円	45,000	37,000	37,000	33,000	29,000	24,000	16,000
450万円	52,000	41,000	41,000	37,000	33,000	28,000	20,000
475万円	56,000	45,000	45,000	40,000	36,000	32,000	24,000
500万円	61,000	49,000	49,000	44,000	40,000	36,000	28,000
525万円	65,000	56,000	56,000	49,000	44,000	40,000	31,000
550万円	69,000	60,000	60,000	57,000	48,000	44,000	35,000
575万円	73,000	64,000	64,000	61,000	56,000	48,000	39,000
600万円	77,000	69,000	69,000	66,000	60,000	57,000	43,000
625万円	81,000	73,000	73,000	70,000	64,000	61,000	48,000
650万円	97,000	77,000	77,000	74,000	68,000	65,000	53,000
675万円	102,000	81,000	81,000	78,000	73,000	70,000	62,000
700万円	108,000	86,000	86,000	83,000	78,000	75,000	66,000
725万円	113,000	104,000	104,000	88,000	82,000	79,000	71,000
750万円	118,000	109,000	109,000	106,000	87,000	84,000	76,000
775万円	124,000	114,000	114,000	111,000	105,000	89,000	80,000
800万円	129,000	120,000	120,000	116,000	110,000	107,000	85,000
825万円	135,000	125,000	125,000	122,000	116,000	112,000	90,000
850万円	140,000	131,000	131,000	127,000	121,000	118,000	108,000
875万円	146,000	137,000	136,000	132,000	126,000	123,000	114,000
900万円	152,000	143,000	141,000	138,000	132,000	128,000	119,000
925万円	159,000	150,000	148,000	144,000	138,000	135,000	125,000
950万円	166,000	157,000	154,000	150,000	144,000	141,000	131,000
975万円	173,000	164,000	160,000	157,000	151,000	147,000	138,000
1000万円	180,000	171,000	166,000	163,000	157,000	153,000	144,000
1100万円	218,000	202,000	194,000	191,000	185,000	181,000	172,000
1200万円	247,000	247,000	232,000	229,000	229,000	219,000	206,000
1300万円	326,000	326,000	261,000	258,000	261,000	248,000	248,000
1400万円	360,000	360,000	343,000	339,000	343,000	277,000	277,000
1500万円	395,000	395,000	377,000	373,000	377,000	361,000	361,000
1600万円	429,000	429,000	412,000	408,000	412,000	396,000	396,000
1700万円	463,000	463,000	446,000	442,000	446,000	430,000	430,000
1800万円	498,000	498,000	481,000	477,000	481,000	465,000	465,000
1900万円	533,000	533,000	516,000	512,000	516,000	500,000	500,000
2000万円	569,000	569,000	552,000	548,000	552,000	536,000	536,000
2100万円	604,000	604,000	587,000	583,000	587,000	571,000	571,000
2200万円	640,000	640,000	623,000	619,000	623,000	607,000	607,000
2300万円	773,000	773,000	754,000	749,000	754,000	642,000	642,000
2400万円	814,000	814,000	795,000	790,000	795,000	776,000	776,000
2500万円	855,000	855,000	835,000	830,000	835,000	817,000	817,000

※1 「共働き」は、ふるさと納税を行う本人が配偶者（特別）控除の適用を受けていないケースを指します（配偶者の給与収入が201万円超の場合）。

※2 「夫婦」は、ふるさと納税を行う人の配偶者に収入がないケースを指します。

※3 「高校生」は「16歳から18歳の扶養親族」を、「大学生」は「19歳から22歳の特定扶養親族」を指します。

※4 中学生以下の子どもは（控除額に影響がないため）、計算に入れる必要はありません。たとえば、「夫婦子1人（小学生）」は、「夫婦」と同額になります。また、「夫婦子2人（高校生と中学生）」は、「夫婦子1人（高校生）」と同額になります。

総務省．ふるさと納税のしくみ．
http://www.soumu.go.jp/main_sosiki/jichi_zeisei/czaisei/czaisei_seido/furusato/mechanism/deduction.html#block02より引用改変（2024年1月28日）

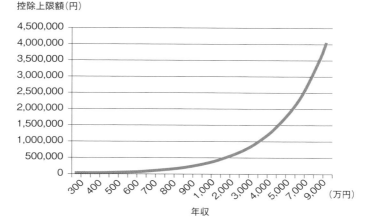

控除上限額（円）

年収

図3-5　ふるさと納税の控除上限額

1億円以上あり、年間400万円寄附しているため、最大30％の価値がある商品（120万円相当）を2,000円で手に入れていることになるのです。控除上限額は指数関数的に上がっていくため（図3-5）、高収入である富裕層ほど恩恵を受けられる仕組みになっています。そのため、現在のふるさと納税は富裕層にとっては**打出の小槌のような夢の制度**になっています。

確定申告は必須

　注意したいのは、給料をもらっている勤務医であっても、**ふるさと納税をした人は「確定申告」をしなくてはいけない**ことです。確定申告のときに、「私はどこどこの自治体に寄附しているんです」と自己申告することで、納めた所得税の一部が戻ってきたり、翌年の住民税を減らしてもらえたりできるようになります。それを差し引きすることで、最終的な実質負担額が2,000円になるということです。ですから、寄附した時点では経済的なメリットはありません。**確定申告して初めて節税になる**のです。確定申告し忘れた場合、大量のお金を損することになります。ただし、5自治体までなら「**ワンストップ特例制度**」という制度が使えます。これは、地方自治体が勝手に確定申

告してくれるので、みなさんは確定申告しなくてもよいという制度です。年収が上がっていくと、5自治体で終わることはないので、研修医時代の少ない給料のころは、確定申告せずにワンストップ特例制度を使うのも手かもしれませんね。

　ここまで読んでいただいた人にはおわかりのように、ふるさと納税は高収入の医師にとって最強のバリュー投資といえます。やらない理由はどこにもありません。このふるさと納税という仕組み、**得をするのは寄附をした本人と寄附を受けた自治体です。損を被るのは、寄附した人が住んでいる自治体**です。その人からの住民税収入が減るわけですから。

用語

バリュー投資

　割安なものを安く買って、得をすること。株式の場合、さらにそれを高値で売るという意味もあります。

　私はこの制度が始まった当初から活用していますが、テレビなどで取り上げられるようになると「どうせ地方自治体を応援しているわけじゃないんでしょ」「特産品目当てで意地汚い。人間としてどうかと思う」といった批判の声が起こりました。まあ、想定通りです。日本人には、「ラクしてモノやお金をもらうのは間違っている」「お金をというものは汗水をたらして稼ぐものである」という価値観を持った方々が幾ばくかいらっしゃるんですよね。

　私としては、**国が旗を振っている制度で、これほどのリターンが得られるのに、なぜ使わない人が多いのか理解できません**。まだ、ふるさと納税をしていないそこのアナタ！　ぜひとも、今すぐに始めてください！　周りの批判が怖ければ、誰にも言わずにこっそりやればいいだけの話なのですから。

還元重視なら楽天がオススメ

　ふるさと納税を始めるには、「楽天」や「ふるなび」などのサイトを介して行うと簡単です。

　「楽天市場」（https://www.rakuten.co.jp/）では、定期的に開催される「楽天スーパーSALE」や「お買い物マラソン」のショップ買いまわりポイント特典を狙うことで高い還元率を受けることができます。

　簡単に書くと、1万円を10の自治体に寄附すれば1万円分の楽天ポイントがゲットできるので、それでさらにもう1自治体に寄附することができます※。還元率の観点からも、楽天でやらない理由は今のところ見つかりません。

※制度は変遷するかもしれませんが、楽天は今のところ1回のイベントで得られるポイントは上限7,000ポイントとしています。

　ただ、楽天はふるさと納税をやっている店舗数が限られているので、楽天で希望の商品がない場合、私は「ふるなび」（https://furunavi.jp/）を使っています。ふるなびも還元率がかなり高いサイトの1つです。その他、「ふるさとチョイス」（https://www.furusato-tax.jp/）、「さとふる」（https://www.satofull.jp/）も使っていますが、還元率が上記2つほどではないことから、次善の策です。また、2024年3月、Amazonがふるさと納税の仲介事業に参入すると報道されました。

ふるさと納税の具体的な手続き

　お礼の品とは別に送られてくる「**寄附金受領証明書**」は、確定申告のとき、必要になることがありますので※、捨てないで大切に保管してください。

※2021年から確定申告時に寄附金受領証明書が必要なくなりましたが、証明できないと困りますので、保管しておきましょう。

　e-Taxを利用して確定申告をする場合は、特定事業者のポータルサイトからダウンロードできるデータを一緒に送信する形で問題ありません（私は昔ながらの送付スタイルなので、寄附金受領証明書を残していますが）。

表3-3　私の「ふるさと納税」管理表

特産品届いた	寄附金受領証明書	金額	自治体	特産品	感想	
○	○	22,000円	沖縄県うるま市	マカロン20個	冷凍。1個約300円計算	
○	○	1,000円	滋賀県彦根市	近江牛コロッケ30個	味濃いめだが、子どもはうまいと。	
○	○	13,000円	佐賀県唐津市	ハンバーグ140g×10個	肉質よくおいしい、リピあり。	
○	まだ	15,000円	佐賀県有田町	ローストビーフセット	こってりだが炭火風で、うまい	
○	まだ	12,000円	山梨県富士吉田市	シャインマスカット2房	甘い、うまい	

　可能であれば、どの自治体がよかったのかを逐一メモしておき、常に寄附の上限を超えないようエクセルなどで管理することがオススメです（表3-3）。というのも、ハンバーグや餃子などは当たり外れが大きく、「これ、めちゃうまいから、来年もリピしよう」と「思ったよりおいしくなかったから、もう頼まない」をしっかりチェックしておく必要があるためです。

　勤務医だと、「年末調整ばかりで、確定申告なんてしたことない」という人も多そうですが、確定申告でふるさと納税したことを申告しないと、ただの払い損になるだけなので、面倒くさがらずにやりましょう。

　繰り返しますが、確定申告をすると、ふるさと納税で寄附した金額が税金から控除されます。つまり、所得税が安くなり、前年に納めた所得税の一部が戻ってきます。さらに、ふるさと納税をした翌年（つまり確定申告をしているその年）の住民税が安くなります。それらを総合すると、2,000円の自己負担になるというカラクリです。

　年収が高いほどメリットが大きい「ふるさと納税」。いつかこの制度がなくなってしまう前に、しっかりとその恩恵を享受してみてはいかがでしょうか。

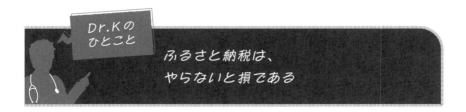

Dr.Kのひとこと

ふるさと納税は、やらないと損である

3 老後の備えが控除対象になる個人型確定拠出年金（iDeCo）

3 老後の備えが
控除対象になる個人型
確定拠出年金（iDeCo）

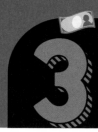
カネヅカ先生

> デコが気になる……。デコが……。

ですよね、私も最近生え際が……。

Dr.K

カネヅカ先生

> ちがーう！　デコじゃない！　イデコだ！

ひぃー！

Dr.K

カネヅカ先生

> 髪の毛が後退しているのではない！　私が前進しているのだ！

よくわからないけど、ひぃー！

Dr.K

そもそも年金とは

　私は何人かの医師に年金制度について聞いてみたことがありますが、ほぼ全員理解していませんでした。なんとなく支払っていて、老後になんとなく受け取れるもの、という理解です。そのため、まず年金制度について理解しておきましょう。

　日本の年金制度は、主に3つの年金から構成されているため、「**3階建て**」と呼ばれます。

　まずは**1階部分**として、20歳の誕生月から60歳の誕生月の前月まで、国民全員が加入を義務付けられている国民年金があります。年金の「土台」となる部分で、「基礎年金」として支給されます。加入期間の長さによってもらえる金額が決定されます。40年間保険料を支払った場合、65歳以降に月額で平均6万5,000円ほどもらえます（ただ、フルで支払っていない人もいるので、国民全体の統計では平均5万6,000円ほどになっています）。現在私たちが支払っている保険料は、月額約1万6,000円です。

　次に、**2階部分**として勤務医になったときに加入する厚生年金保険、開業医・フリーランスが加入する国民年金基金があります。勤務医の厚生年金保険は強制加入のため、選択の自由はありません。国民年金基金は任意加入です。加入すると追加の掛金の負担があるものの、将来受け取れる年金額は増加するというメリットがあります。65歳以降に月額で平均14万7,000円ほどもらえるという統計がありますが、これは日本全体の平均であり、勤務医はそこからさらに＋6～9万円ほどプラスになると考えてよいでしょう（詳しい計算は割愛します）。厚生年金の保険料設定には上限があるので、どれだけ収入の多い医師でも、年金受給額は月あたり約25万円強になるでしょう。

　1～2階部分の時点で、65歳以降どのくらいの年金がもらえる試算になっているか見てみましょう。いちばん多いパターンである、勤務医＋専業主婦

の組み合わせの場合、月額21〜28万円くらいが期待値になります。ただし、これは現時点での制度に照らし合わせた数値であることに注意が必要です。

国民年金 独身‥‥‥‥‥‥‥‥‥‥‥‥‥‥‥‥‥‥‥‥‥‥ 月額約6万5,000円

国民年金 夫婦2人分‥‥‥‥‥‥‥‥‥‥‥‥‥‥‥‥‥ 月額約13万円

厚生年金 男性勤務医‥‥‥‥‥‥‥‥‥‥‥‥‥‥‥‥ 月額約20〜23万円

厚生年金（夫）＋国民年金（妻）‥‥‥‥‥‥‥ 月額約21〜28万円

厚生年金（夫婦共働き勤務医）‥‥‥‥‥‥‥‥ 月額約35〜41万円

現在、年金の受給は65歳からとなっていますが、希望すれば受給時期の繰り下げや繰り上げが可能です。特に勤務医の場合、65歳を超えてもバリバリ働いている人もいるため、年金は必要ないと思っている人が多いです。

2階部分までをまとめると、**勤務医の場合、国民年金と厚生年金の両方を合わせて、受給額合計は年間で300万円以上400万円あたり**を見積もっておくとよいでしょう。開業医の試算となるとかなり個人差があるため、ここでは割愛します。

最後に、**3階部分以降**。これが本来は確定拠出年金です。熱心な総合病院（特に大企業の傘下にある病院）が企業型確定拠出年金を導入しているケースもありますが、基本的には勤務医はこの恩恵を受けていません。ただし、国立病院機構などのみなし公務員の勤務医は、2階建てに加えて「年金払い退職給付」が受けられる仕組みになっています（勤務医の場合、月2〜3万円が期待値）。そのため、ベースから3階建てになっている勤務医は、本節で説明する個人型確定拠出年金は**4階部分**に相当することになります（図3-6／→p.168）。

3階部分以降は、要は、既存の年金収入にプラスαが欲しいという人のための制度といえます。しかし、その分若いうちに支払う金額は幾ばくか増えます。

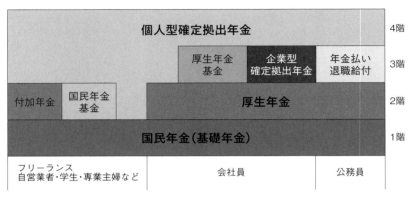

図3-6 年金の仕組み

　現時点で加入できるすべての年金について、将来的には**得である**という点は覚えておいてください。

年金に関する誤解

　年金財政が破綻する可能性があるので、年金を一切支払わない若者が増えています。言葉は悪いですが、愚かだと思います。今後の日本は少子高齢化が進むため、現在の高齢者よりも少ない年金しかもらえないのは事実です。世代間格差のニュースを見るたびに、若者が国民年金を払いたくなくなる心情も理解できます。厚生年金は給料から天引きされますが、国民年金は支払わないという選択ができます。それゆえ、調査によっては国民年金未納率が30％近いというデータもあります。

　繰り返しますが、**国民年金の保険料は払ったほうが得**です。払わないほうが損なのです。

　国民年金は老後にもらえる老齢年金だけだと思われがちですが、それは大きな誤解です。遺族年金や障害年金の機能も備えています。遺族年金は、運

悪く自分が死んでしまったときに残された家族がもらえる年金です。遺族年金だけで生活できるわけではありませんが、何もないよりはマシです。同様に、障害年金も重度の障害を負った場合に給付される年金です。重度の障害で働けなくなったときに、一定の収入を確保できます。

　また、国民年金の保険料を払うと、所得税と住民税が安くなるという点は大きなメリットです。支払った保険料に応じて、所得が控除されるのです。収入の多い医師では、当然控除額は大きくなります。

　支払った年金保険料よりも、将来還付されるリターンが減るだろうと思っている人も多いですが、それも間違いです。受け取る年金額のほうが多いです。現在の若い人、たとえば西暦2000年に生まれたような人でも、平均寿命まで生きれば、納めた保険料の1.5倍の年金が期待できます。

　もちろん、財政が厳しくなれば、年金額を下げて賄う必要があるかもしれません。また、給付の開始年齢がこれから引き上げられる可能性もあります※。不透明ではあります。ただ、現時点でも大きくメリットがあるものが、今後20〜30年で突然マイナスリターンの払い損に陥るような事態は考えられないわけです。過度な不安を持っている人は、現実を見るべきです。

※実際、厚生労働省の社会保障審議会年金部会や社会保障国民会議などの検討課題として支給開始年齢の引き上げは何度も俎上に載せられています。なお、フランスでは受給開始年齢引き上げによって、2023年3〜4月に暴動が起こっています。

個人型確定拠出年金とは

　前述したように、1〜2階建ての年金制度の上乗せ部分の選択肢として導入されたのが「**確定拠出年金**」です。

　確定拠出年金には、企業型と個人型があります。今回強調するのは「個人型」のほうです。この個人型確定拠出年金には、名前が長いからなのか、「**iDeCo（イデコ）**」という愛称がつけられています。個人型確定拠出年金に加

入できる人の範囲が2017年1月に拡大されて、ほぼすべての成人が個人型確定拠出年金に加入できることになりました。現在の対象者は、公務員440万人を含む2,600万人です。

　ずいぶん普及したためか、2022年度末時点の確定拠出年金の加入者は個人型と企業型合計で、1,000万人を超えています（図3-7）。個人型確定拠出年金は、医師にとってもメリットがたくさんあります。ざっくりまとめてみました。

個人型確定拠出年金（iDeCo）のメリットとデメリット

■メリット

1. 確定申告をすると税金が安くなる（拠出した全額が所得税から控除されます：平均的な勤務医なら年4〜6万円ほど）。

2. 運用による利益が非課税である（ただ拠出するだけでなく投資信託などで"運用"します）。

3. 老後の年金が増える（実際には拠出した分を老後に回しているだけだが）。受取時には税金が発生するが、税制優遇措置がある。

■デメリット

1. 確定拠出年金で拠出したお金は拘束される。

2. 運用した投資信託で損失が出ると、もしくは手数料が高い口座だと、最終的にマイナスになるリスクがある（実際には、「節税」によるメリットのほうが大きい）。

いちばんのメリットは税金が減ること

　将来、国公立の病院に勤務する人もいるかもしれません。ここでは公務員を例に、年金のことを少し説明してみたいと思います。

　たとえば公務員の年金制度は、国民年金（1階）、厚生年金（2階）、年金払い

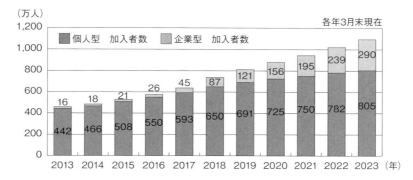

（万人）　　　　　　　　　　　　　　各年3月末現在

運営管理機関連絡協議会, 確定拠出年金統計資料, 2023.
https://www.mhlw.go.jp/content/001058200.pdf より引用(2024年1月28日)

図3-7　確定拠出年金加入者数

退職給付（3階）の3階建てになっていて、かなり充実した年金制度が確立されています。これらの満額需給だと、老後は結構な額の支給があります。つまり、自営業者や中小企業のサラリーマンと比べると、すでにかなり有利な年金制度に加入しているわけです（もちろん、その分、多くの保険料を支払っているわけですが）。前述したように、公務員にとっては、個人型確定拠出年金は**4階部分**に相当します。

　充実した年金制度があるのに、さらに個人型確定拠出年金で年金を増やしてどうすんのよ、という声も聞こえてきそうです。確かに、少なくとも公務員にとっては、個人型確定拠出年金で老後の備えを積み立てておくことの意義は小さいのかもしれません。

　じゃあ個人型確定拠出年金、意味ないじゃん、と思いますよね。そうではないんです。個人型確定拠出年金のいちばんのメリットは、**現在、支払っている税金の額を減らせること**にあります。掛け金を出した段階で、その後、運用益が出ようが出まいが、確実に「節税」になるんです。

　いいですか、重要なことなので繰り返しますよ。**確実に節税できます**。し

かも、所得税率の高い、高収入な人や開業医にとっては特に有利です。

　年収1,500万円の勤務医の公務員が、毎月１万2,000円を拠出して、コンサバに年１％の運用をしたとしましょう。手数料、運用損益、その他の収入や控除の細かい計算は省いてざっくり考えると、１年間でだいたい６万円の節税になります。

　たった６万円と思います？　６万円って大きいですよ。35歳から60歳までの25年間、個人型確定拠出年金に拠出した場合、150万円の節税になります。150万円あったら、家族みんなで海外旅行に行けるんじゃないですか？　年収1,000万円の勤務医だとしても、年４万円の節税です。25年間拠出したら100万円の節税になります。100万円あったら家族みんなで……、えっ？　もういい？

　公務員はこれまで月１万2,000円の拠出額が上限でしたが、2024年12月からは２万円に引き上げられることが決定しています。この場合、１年間で８万円ほど節税になります。25年間で、どのくらい節税できるかは、みなさん計算してみてください。

　開業医では、どうでしょう。開業医は収入が多いので、多くのドクターが所得税と住民税の合計の税率は上限の55％のはずです。自営業者の掛け金の上限である年81万6,000円を個人型確定拠出年金に拠出すると、年40万円強の節税になります。なんと、25年で1,000万円の節税です。

　とにかく個人型確定拠出年金の最大のメリットは、この節税にあるのです。納める所得税と住民税を合法的に安くすることができるのに、それをやらないというのは、~~お金をドブに捨てている~~世のため人のために税金を余分に納めているのと同じです。「たくさん税金払ったって、どうってことねえよ」「ぜひ税金を１円でも多く納めたい」という方は、この制度をやる必要ありませんよ。もちろん。

個人型確定拠出年金のメリットとして、「運用益が非課税」「老後の年金が増える」という面を強調する人もありますが、その恩恵は微々たるものです。デリシャスなステーキの横についている、ポテトとニンジンのようなものに過ぎません。

　個人型確定拠出年金は、税金が安くなる！　これがいちばん大事です。もう、しつこいくらい書きましたね。課税所得が多く、所得税率が高い医師にとって重要なのは、控除をいかに積み上げるかです。生命保険料、住宅ローン、個人型確定拠出年金などなど、とにかく控除を積み上げること。これが節税への第一歩なのです。「控除を知らずして、節税を語るべからず！」です。

　昨今、高額所得者への課税強化はどんどん進んでいます。知らないところで、ひっそりと所得税が増税されていっています。15ページにも書いたように将来の医師の収入は今ほど多くないかもしれない。そのため、節税をどれだけ賢く行うかが問われる時代に来ているのです。

個人型確定拠出年金（iDeCo）の口座

　まず、個人型確定拠出年金を始めるには口座を作らなくてはいけません。この口座は、普通の銀行口座や、株式投資の際使う証券口座とは別モノで、まったくイチから開設しなければいけません。

　個人型確定拠出年金の口座は、銀行や証券会社で開くことができますが、オススメしたいのは毎年支払うことになる手数料を低額におさえることができる金融機関です。

　iDeCoにはいくつか手数料が発生します。申し込み時には2,829円、運用期間中も国民年金基金連合会（掛金引落の都度105円）および事務委託先金融機関（毎月66円）に加え、運営管理機関の手数料が発生します。ただ、現在、**大手証券会社はほとんど、運営管理機関の手数料が無料**なので、ご安心を。

というわけで、2024年1月時点では、少なくともiDeCoの加入者は毎月171円（消費税を含む）の手数料が発生する点にはご注意ください。

なお、お勤めの病院ですでに企業年金が導入されている場合には、新たに個人型確定拠出年金に加入することはできません。よくわからない人は、職場の給与係に聞いてみましょう。

2024年12月から変わる事業主の証明

個人型確定拠出年金の口座を開設する予定の金融機関から資料が届いたら、自身の職場に、事業主の証明書の必要事項を記入してもらわなければなりません。「知られたくないんですよね」とおっしゃる方もまだまだ多く、これが加入者の増えない障壁となっています。

そのため、事業主の証明書は2024年12月から不要となる見込みです。私的な年金制度である企業型確定拠出年金、確定給付企業年金などの情報が、企業年金連合会の整備するプラットフォームから国民年金基金連合会へ提供されるようになるため、iDeCo加入資格の証明自体が不要になるためです。とにかく、2024年12月からはやりやすくなるということです。

個人型確定拠出年金（iDeCo）の運用方法

さて、個人型確定拠出年金は拠出した時点で節税効果が得られるわけですが、その後、積み立てたお金をどのように運用するかは、拠出した本人に委ねられています。うまく運用すれば、積み立てたお金を2倍にも3倍にもふくらませることができるかもしれません。もちろん、それなりのリスクを伴いますけどね。

個人型確定拠出年金の運用にリスクを取るかどうかは、自分次第です。節税効果だけで十分、運用益は一切要らないという人は、預金と同じような元

本保証型のプランを選ぶこともできます。もちろん利回りは非常に低いので、口座管理手数料負けする可能性が高いです。また、個人型確定拠出年金の元本保証型商品は毎月金利が見直され、満期日前の解約だと予定通りの金利がつかずに元本割れを起こすリスクがあります。要は、「節税に目がくらんで運用益がマイナスになる可能性がある」ということを覚えておいてください。そのため、私は元本保証型のプランはオススメしません。

　ちなみに、まったく個人的なことですが、私は個人型確定拠出年金を外国株で運用しています（図3-8）。私のメインの投資先は日本株なのですが（日本企業しか理解できないので）、年金のような超長期投資となると、日本の人口減は見過ごせない問題です。日本以外の先進国の株式や、少しリスクをとって人口が急増しているような発展途上国の株式で積み立てるほうが、まだ運用益が出せる可能性が高いのでは、というのが私の考えです。

　逆に、選択してはいけないのは、**信託報酬**（手数料）**が高い投資信託**です。いわゆる「アクティブ投信」と呼ばれるもので、信託報酬が年1％以上と高めに設定されています。これとは対照的に「インデックス投信」と呼ばれる、値動きが比較的ゆるやかな投資信託であれば、信託報酬は1％を切ります。長期に積み立てるわけですから、信託報酬の低いインデックス投信を選んだほうがよいと思います。難しい話は割愛しますが、信託報酬の分水嶺は0.6％前後だと思ってください。年0.6％以上の信託報酬を設定している投資信託で積み立てをすると、節税の恩恵は受けられても運用益の恩恵を受けることは至難の業です。

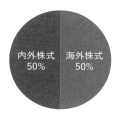

商品タイプ	運用商品名	割合
海外株式	EXE-i　新興国株式ファンド	50%
内外株式	EXE-i　グローバル中小型株式ファンド	50%
合計		100%

図3-8　私の「個人型確定拠出年金」のポートフォリオ

個人型確定拠出年金（iDeCo）を受け取るときの注意点

　個人型確定拠出年金で形成した資産を一時金としてもらう場合は退職所得控除、いわゆる年金形式で分割してもらうなら公的年金等控除の対象となります。

　退職所得控除というのは、その人の加入期間に応じて控除の枠が増えていくシステムです。35年間フルで加入すれば、1,850万円までなら一時金を非課税でもらえます。一方、公的年金等控除は、年金形式でお金をもらう場合に一定額まで税金がかからないシステムです。具体的には、60〜64歳は年70万円、65歳以降は年120万円までなら非課税です。

　私は、後者の年金形式の受け取り方はオススメしません。その理由は、通常の公的年金の額が多いと、個人型確定拠出年金の上乗せ分によって1年あたりの所得が多くなり、税金だけでなく老後の国民年金健康保険や介護保険の保険料が増えてしまうからです。

　というわけで、一時金としてもらうほうがよいのですが、退職金が思いのほか多かったりすると、それだけで控除枠を使い切ってしまい、個人型確定拠出年金にまるごと税金がかかってしまいます。こうした事態を回避するために、個人型確定拠出年金を受け取る年と、病院からの退職金を受け取る時期をずらすようにするとよいでしょう。

　詳しく書くと、本当は年金形式で一部をもらって、その後一時金で受け取るハイブリッドなやり方がいちばんおトクなのですが、こんな裏ワザを書き

始めるとキリがないので、ここまでにしましょう。

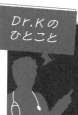

**Dr.Kの
ひとこと**

個人型確定拠出年金（iDeCo）は、
老後の年金を積み立てる目的よりも
節税効果を狙う意義が大きい

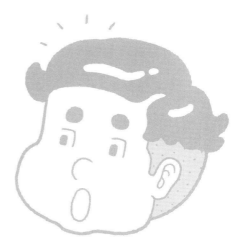

厚生年金制度が始まった当時の平均寿命

厚生年金制度の歴史をみてみましょう。1942（昭和17）年に労働者年金保険法が制定され、労働者の福祉充実をはかろうとしました。1944（同19）年に厚生年金保険法に改称され、被保険者の範囲を女性にも拡大しました。終戦直前であり、平均寿命はおそらく約50歳であったことが推察されています。このときの受給開始年齢は、55歳でした。もらえなくて当然、というものだったわけです。

1954（昭和29）年に、厚生年金保険法へ改正されました。これによって、基礎定額である1階部分が設けられました。このとき、受給開始年齢は徐々に引き上げられ、1957（昭和32）年から4年ごとに1歳ずつ引き上げられ、60歳になりました。このときの平均寿命は、男性63歳、女性68歳だったので「年金をしばらくもらってから寿命をむかえる」という形式が定着していきました。

我々国民にとってはありがたいことだったのですが、誤算だったのは、ここから日本人の平均寿命がびっくりするほど延びてしまったことです。

1994（平成6）年に、基礎定額部分の受給開始年齢は65歳になり、2000（平成12）年に、報酬比例部分の受給開始年齢も65歳になりました。このときの日本人の寿命はもう80歳を超えつつある水準だったので、寿命の延伸によって、開始とのギャップがさらに開いてしまいました。

現在65歳となっている受給開始年齢は間違いなく引き上げられると思いますので、今のうちに老後資金を確保しておきましょう。

第4章

資産運用編

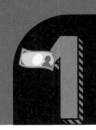

貯蓄とリスク

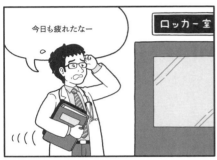

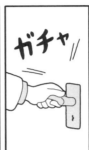

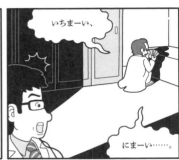

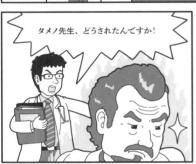

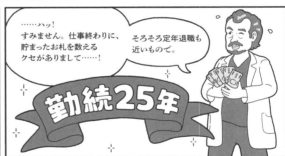

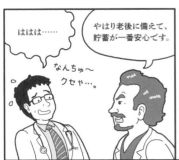

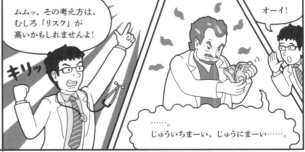

医師を引退してから、資産形成しても遅い

　バブル崩壊とリーマンショックを経て、日本人の中に「**投資は怖いもの**」という固定観念が刷り込まれてしまいました。バブル崩壊以降に大人になった世代にとっては、正しい投資を行うためのマネーリテラシーを学ぶ機会がなくなり、大半の人が、老後の資産形成について何をすればいいか、まったくわからない状況になっています。

　現在の日本の国家予算は約114兆円くらいですが、日本の金融資産はどのくらいかご存知でしょうか？　資金循環統計によると、個人が保有する金融資産残高の合計は2,121兆円とされています[1]。思ったより多いと思われた方が多いのではないでしょうか。

　この内訳において、現金・預金は半分の1,116兆円とされています。このうち、現金として自宅に眠っている「タンス預金」は、少なく見積もっても50兆円、最大で110兆円くらいあると考えられています。国家予算とほぼ同じお金が自宅に眠っているのです。

　日本の金融資産の8割近くは、50代以上のシニア世代が保有しています。この原因はいくつかあります。まず、30〜40代は勤労所得の多くがマイホームや養育費に使われるため、資産を形成するだけの余裕資金がありません。そして、50代になると親の遺産を相続し、自身も退職金を受け取ります。

　国公立以外の病院で働く人は、定年退職という概念がないかもしれません。かなり高齢まで働ける病院もあります。しかし、病院を転々とする医局員は、退職金があまり多くないかもしれません。

　資産運用する医師が増えたとはいえ、ようやく老後になって資産運用を始める医師もまだまだ多いでしょう。教育現場に金融の種がまかれ始めたのはつい最近のことで、大人のマネーリテラシーはまだまだ低いです。現在の日

本では、若いころからコツコツ金融資産を形成する人は少数派で、特に医師の場合、晩年は貯蓄を切り崩して暮らしていく人が意外と多いです。

　たとえ高学歴の医師であっても、弱ってしまった脳で運用の勉強をしても手遅れです。よくわからない金融商品に手を出してしまうのも、この世代です。

未来に希望が持てない日本

　日本の人口は減少の一途をたどっています。出生数も記録的な少なさとなっています。そのため、未来に希望が持てないと思っている人が多いと思います。

　経済的に暗い未来しか見えず、だからこそ経済が回らないという負のスパイラルがあるのは確かですが、その中でも生き残っていく必要があります。

　ある程度の収入があるので、医師はおそらく生き残っていけるでしょう。しかし、この本を手に取っているみなさんは、資産の増加を望んでいるはずです。沈みゆく日本の未来とともに、自分の資産を減らしたいと思っている人はいません。

　先にも述べたとおり、バブル崩壊以降、正しい投資を行うためのマネーリテラシーを学ぶ機会がなくなり、大半の人が、老後の資産形成について何をすればいいか、まったくわからない状況になっています。そんな現代の日本人における、お金に対する考え方のマジョリティは「楽に安定したい」という表現に集約できます。リスクを取りたくない、けれども安定したい。なんとも自分勝手な話です。

　だから、資産運用の話になると、「少なくとも現状より後退したくない」という気持ちが強くなり、資産面で有利な医師であっても、やはり「**元本保証**」

を求めてしまいます。なので、お金が世に出回らず、タンス預金が増えるのです。

資産運用の定義を明確にしよう

銀行の預金も、資産運用です。銀行も利益を出さないと食べていけませんから、その預かったお金をこねくり回しているわけです。ただ、基本的には元本保証があります。「ペイオフ制度」といって、1,000万円以上は保証されないのですが、それでもなお、基本的には、お金はかなり守られていると言っても過言ではないでしょう。

資産運用というと、どうしてもリスクが高い行動のように思いがちですが、まずその考えを撤廃しましょう。預金も、投資信託への投資も、株式投資も、何もかもが資産運用の定義に入ります。

そして、お金の価値というのは、絶えず変動していることを忘れてはいけません。財布に入った1万円札は、10年前と今では全然価値が違います。なんなら、昨日と今日でも違うかもしれません。対外的な為替レートは絶えず変動し、1円の価値は国際的にも変動しています。

コロナ禍やウクライナ・ロシア問題が長引いて、サプライチェーンに影響があったこともあって、この数年、インフレが進んで物価が上がっています。絶対値上げしないと思われていた「うまい棒」も、2円値上がりしました。

リスクの正体が見えないことが問題である

元本保証を目指して貯蓄という選択肢を取るのは、私は時間がもったいないと思います。元本保証と謳われる金融商品はリターンがほぼゼロです。銀行預金ですら、ATM手数料を何回か取られただけでマイナスになってしまいます。さらに、日本はデフレを脱却してインフレに向かう政策を掲げている

わけですから、銀行預金だけでは、その価値は実質目減りしていきます。**資産を増やしたいのであればリスクを取るしかありません。**

食塩摂取量が多ければ、高血圧のリスクである。ビルから飛び降りれば、即死のリスクである。どちらも同じ「リスク」ですが、どちらのほうが安全か誰でもわかりますよね。「街中を歩くと隕石にあたるリスクがあるから、私は歩かない」という人はいません。そのリスクは限りなく低いものだからです。大動脈弁置換術の助手を1回しか経験していない外科医が、同じ手術を2回目で最初から最後まで執刀しろと言われてもできません。だいたいの手順はわかっていても、手術が失敗するリスクが高いからです。現金の貯蓄以外のすべての投資をリスクだ、リスクだと非難して、生涯得ることができるマネーを取りこぼすのは、愚かです。

投資についてはリスクの正体が見えていない。だから怪しいもののように映るのです。であれば、**勉強すればよいのです。**私は株式投資を主体に資産形成をしていますが、株式投資のリスクがどのくらいか、わかっているつもりです。私は安全な企業を選んで投資をしていますので、毎日眠れないほど不安なリスクを抱えているわけではありません。なお、投資における「リスク」については69ページですでに述べましたが、「**結果の不確実性**」のことを指します。

私はかれこれ15年ほど投資をしていますが、年率23%のリターンを得ています。2024年1月時点での5年定期預金で最大利率が0.35%という数字から見ると、預金で入ってくる利回りより、はるかに高い水準です。私のように理系育ちで医学部に入った経済学に疎い人間であっても、勉強すればこのくらいのリターンが得られるのです。

勉強すればするほど資産が増えるというのは、投資の世界において、とても重要な事実です。

よくわからないから、とりあえず「リスクゼロ」の元本保証を選んでしま

う。**元本保証という呪縛から解き放たれること**、これがマネーリテラシーを高める最初の一歩であると思います。相手のリスクを知れば、それはもはや恐れるべきリスクではないのです。

> **格言**
>
> 敗者は、チャンスよりも保障を望む。
>
> **ロバート・キヨサキ**（投資家）

各投資とリスク

世の中にはたくさんの金融商品があります。現時点で銀行預金の金利はほぼゼロです。100万円をメガバンクに1年定期で預けても、利息は100円しかつきません。これを利回り0.01％といいます。バブルのころはこれが8％なんていう水準もありましたから、預金をする意味もあったでしょう。しかし今は「銀行＝タンス預金」と断言できます。

リスクが低い投資先として、国債というものがあります。しかし、銀行預金と同じく国債の金利は5年で0.2％程度でほとんど増えません。

リスクとは結果の不確実性のことだと述べましたが、臨床研究のリスク比のように数値で表すことはできるのでしょうか。投資におけるリスクは、一般的に標準偏差で表されます。さまざまなデータから、投資先の期待リターンとリスク（標準偏差）を作成してみました（表4-1）。

表4-1　主な投資先とリターン・リスク

投資先	期待リターン	リスク(標準偏差)
国内株式	5～6%	20～25%
先進国株式	6～7%	19～30%
新興国株式	8%	25%
国内債券	0.4～2%	2～5%
外国債券	0.4～4%	10～13%

種々のデータを参考に作成

これはすなわちどういう意味かというと、リスク（標準偏差）は、期待リターンを中心にして、1年間にリスクの値をプラス・マイナスした範囲におさまる確率が68%という意味を表しています。標準偏差を2倍すると、リスクの値の2倍をプラス・マイナスした範囲におさまる確率は95%となります。医学では「95%信頼区間」などと呼んでいますよね。

　具体的に見てみると、日本株式の期待リターンを5%、リスクを20%と見積もった場合、プラス25%からマイナス15%の間を動く確率が68%、プラス45%からマイナス35%の間を動く確率が95%ということを示しています。おいおい、リスクが高いじゃないか、100万円投資したら1年間で65万円まで減る可能性があるということじゃないか、と非難の声が上がりそうです。しかし、医学の世界でもそうですが、95%信頼区間の上限・下限に到達する確率は高くありません。ある程度イレギュラーな事態を想定したときです。投資の場合、リーマンショック級の経済危機が起こるような場合をイメージしてください。

資産総額を答えられますか？

　この本の読者は、何かしらマネーに興味がある若い人たちだと思います。だから、少なくとも30歳代までには「マネーリテラシー」を身につけてください。忙しければ40歳代まででもいい。若いうちに「何が本当のリスクであるか」を見定めてください。

　マネーリテラシーが高いなと思う人は、次の質問に即答できる人です。みなさんはどうでしょうか？

現在のあなたの資産総額はいくらですか？

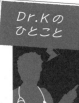

Dr.Kの
ひとこと

自分の資産にかかるリスクを
コントロールできるだけの
知識を身につけるべし

【参考文献】

1) 日本銀行調査統計局. 資金循環統計2023年第3四半期. 2023.
   https://www.boj.or.jp/statistics/sj/index.htm (2024年1月28日閲覧)

第4章 資産運用編

1 貯蓄とリスク

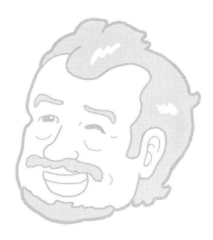

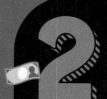

2 資産運用のために まずなすべきこと

くれか先生、というわけで、まず資産運用のためになすべきことは何かわかりましたか！？

Dr.K

くれか先生

はい、とにかくラクしてお金を稼ぐことです！

そんなキラキラした目でゲスイことを言われても……。

Dr.K

くれか先生

とにかく、ラクしたいです！

投資の道は1日にしてならず、投資の勉強をしないとダメです。

Dr.K

くれか先生

えー！　もうめんどくさいから資産をK先生に預けちゃおうかなー。

資産運用とは

　「資産運用」とは、読んで字の如く、資産を運用することです。資産というのは、銀行に預けている現預金だけでなく、住んでいる家、土地、時計、宝石、車など、換金性があれば、なんでも該当します。ゴミ箱に捨てた子どものオモチャも、プレミアがついていると資産になることだってあります。

　たとえば土地や建物をうまく売買すれば不動産業が成立しますし、スニーカーの売買だけで食べていける人もいるかもしれません。

　しかし、やはり一番流動性が高い現金を主体に行うのが、資産運用の王道です。その現金で何を買うか。やはり流動性が高い金融商品を買う必要があります。価値があっても売れなければ意味がありません。ですから、株式投資というのが1つの結論になるわけです。

　私は、2008年、後期研修医1年目のころから資産運用を始めました。恐ろしいことに、多額の奨学金の借金を抱えた状態で始めたのです。81ページに書いたように、奨学金がいくら残っているのか、私はあまり詳しく把握しておらず、通帳から毎月引かれていくお金をなんとなく眺めていただけでした。

　まだ若かったので、私はある程度リスクをとって資産を運用しました。そのおかげで、たくさんの資産を築くことができました。今では株式を保有しているだけでたくさんの配当金が振り込まれるため、勤務医をリストラされても食べていけるでしょう。

　本業の医療をおろそかにしてはいけませんが、お金について勉強することは自身の資産を増やすことにガチで直結するので、若いころに絶対やっておいたほうがよいと思います。いちばん忙しいであろう研修医時代に改めて勉強するのは難しいので、医学生時代に株式の売買ができるくらいになっておくのが望ましいです。

資産運用をして失敗をする医師

　資産運用を始めて、失敗する医師がちらほらいます。そのほとんどの理由が、**勉強不足**と**狼狽**です。

　まず、理系の人は基本的に資産運用に向いていません。それは、医学部に入ったばかりの人間は、経済学について無知だからです。学歴はあるのに、金融の知識がない医学生が多いのです。別にそれは悪いことではなく、仕方ないことです。

　しかし、投資の世界では、なぜか無知であるにもかかわらず、大事な資産を大量投資してしまう人がいます。失敗するケースは、「なんとなく安全そうだから」という理由をシートベルトにしていますが、その投資先のリスクの正体をわかっていないことがあります。事故ったときのダメージがハンパない。

　銀行からすすめられた投資信託を積み立てして、「資産運用している」感に踊らされ、気づくと手数料をがっぽり銀行に取られていたという医師もいます。そのため、圧倒的に勉強不足である我々医学部育ちの人間は、まず経済を勉強することから始めないといけません。

　もう一つの理由は**狼狽**です。これは株式など比較的売買される頻度が高い金融商品で起こることですが、地政学的リスクが起こると株価が急落して、自分の資産が減ることがあるのです。

　たとえば、2020年3月のコロナショックが一番個人投資家にとってはつらい局面でした。なんと、日経平均が2万3,000円台から1万6,000円台まで、約30％も急落したんです。短期間で一気に3分の1位の資産が吹き飛ぶ計算になります。そりゃ慌てますよね、持っている株を全部売っちゃった人もいるかもしれません。でも、それは**狼狽**売りです。その後の株価の推移を見ると、それがよくわかります（図4-1）。

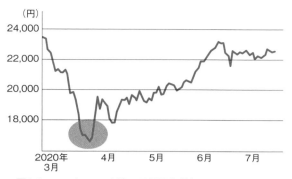

（円）

図4-1　コロナショック時の日経平均株価チャート

　そのため、「不勉強」かつ「雰囲気に流されやすい性格」の人は、いかなる資産運用にも不向きといえます。コロナショックのときに、ニュースを見てトイレットペーパーを買い占めるような人は、投資に向いていません。

用語

トイレットペーパー騒動

　1973（昭和48）年、オイルショックをきっかけとする物資不足が世間で噂されたことによって、日本各地で起きたトイレットペーパーの買い占め騒動。何の根拠もないパニックであり、実際のところ、当時の日本の紙生産は安定していました。

　もう、このようなことは起こらないだろうと思っていたら、コロナショックで再びトイレットペーパー騒動が起こりました。「トイレットペーパーの多くは中国で製造・輸出しているため、新型コロナウイルスの影響で不足する」というデマがSNSを中心に拡散されたのです。スーパーやドラッグストアからトイレットペーパーが消えました。

　私の好きな投資格言に「**人の行く裏に道あり花の山**」というものがあります。人は、群集心理で動きがちです。しかし、自分の資産形成において、付和雷同では困るのです。それだと世界中の人たち全員が億万長者になってし

まう。ということは、むしろ他人とは反対のことをやったほうが、うまくいく場合が多いのです。

　2016年、アメリカでドナルド・トランプが大統領になったとき、パニックになって世界中の株価指数が急落しました。これは、大多数の人が「世界経済の終わりだ」と思っていることを指します。ならば、自分はその逆をいけばよい。そして、その根拠とロジックがある。こういった投資の格言は海外にもあり、「Buy when others sell; Sell when others buy.」（人が売るときに買い、人が買うときには売れ）という言葉もあります。

> **格言**
>
> 投資で成功するカギは自分自身に内在する。
> 　　　　　　　　　　　　　　ベンジャミン・グレアム（投資家）

本業をおろそかにしない、趣味程度がベスト

　本業である医学のスキルアップは怠らないでください。研修医時代も、できるだけたくさん医学の勉強をしてください。しかし、そんな中でも、テレビを見たり、音楽を聴いたり、食事に行ったりする時間ってありますよね。その中に、**資産運用の勉強**というものを入れてください。

　大事なのは、たとえ資産運用の規模が増えようとも、本業である医師業を第一に考えて生きるということです。もし資産運用の規模が増えて、そちらのほうに時間が取られてしまうようなら、それは医師を辞めるべきタイミングです。私の知り合いには、実際に医師を辞めて、スポーツ店を開業して大成功した人がいます。

資産運用のためには、証券口座の開設が必要

　まずは、証券口座を開設しておきましょう。株式など金融商品の多くは証

券口座がなければ買い付けることができません。これは、証券会社と契約することで、金融商品を代わりに買ってもらうという意味を持ちます。初心者に私がオススメしているのは、国内株式の個人取引においてシェアNo.1のSBI証券です。手数料など細かいポイントを取り上げると、ほかの証券会社のほうがオトクなこともあるのですが、信頼性のある証券会社のほうがよいでしょう。大事なのは、**対面式の証券口座を開設せずに、ネット証券で証券口座を開設するということ**です。

用語

証券口座

　投資を始めるためには、証券会社に口座を作る必要があります。証券口座には、自分が購入した株などの金融商品を預けておくことができます。現金の預け入れや払戻しも可能ですが、振込や公共料金の自動引き落としなどには対応していません。銀行の口座とはまったく性格が違うのです。

　証券口座から金融商品を買い付けるためには、自分の銀行にあるお金を証券口座に振り込んで、証券会社を通じて売買します。

　昔は、対面式の証券口座があたり前でした。ビルの1階にある「〇〇証券」と書かれたオフィスのドアに入り、椅子に座って「あの株をこれくらい買いたい」と担当者に伝えて注文を出すのです。電話でやり取りするパターンもあります。しかし、今の時代これでは手間がかかりすぎます。そのため、現在は店舗を持たないネット証券が台頭しており、その頂点にSBI証券が君臨しているのです。

　ネット証券は人件費がおさえられていますから、手数料も対面式の証券会社より圧倒的に安いです。そのため、**あなたが投資の世界に足を踏み入れる場合、証券口座の開設はネット証券で行うべきです。**

口座開設する前に準備しなければならないのは、マイナンバーを確認できる個人番号記載書類です。何かと便利なので、マイナンバーカードを作っておくほうがベターです。マイナ保険証も実用化されましたので、「マイナンバーなんてイヤ！」と言っている人なんて、もう少数派だと思いますが。

　最近は、証券会社のウェブサイトで身分証明書をアップロードすることもできます。証券口座の詳しい開設方法は、各証券会社のウェブサイトを参照してください。株式投資を主体に口座を開くのであれば、SBI証券、マネックス証券、楽天証券あたりの大手がオススメです。

　さて、口座登録申し込みをする場合、多くの人が戸惑う項目があります。それが「特定口座」の選択です。口座を開く場合、選択肢は「特定口座・源泉あり」「特定口座・源泉なし」「一般口座（特定口座を開設しない）」の3つありますが、どのような基準で選択すればよいのでしょうか。

　実は、証券会社が投資による売買の利益による税金を計算してくれるのがいちばんラクなので、**「特定口座・源泉あり」を選ぶようにしてください**。そうしないと、株の損益について確定申告しなければいけません。私は、株の利益に関してはすべて証券会社におまかせにしていますので、確定申告で株の話は一切出てきません。

　口座開設は無料でできます。また、口座を開いたからといって、必ず何か取引しなければならないというわけでもありませんし、ネット証券では口座管理費用などもかかりません。そのため、気楽に口座を開いてみてください。

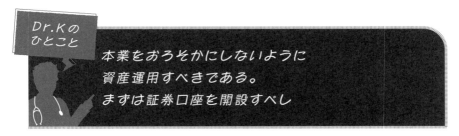

Dr.Kの
ひとこと

本業をおろそかにしないように
資産運用すべきである。
まずは証券口座を開設すべし

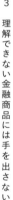

3 理解できない金融商品には手を出さない

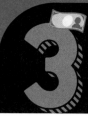

くれか先生

付き合っている彼がアニメオタクなんです、全然理解できなくて……。

確かに投資の世界には「理解できない金融商品には、手を出さない」という格言があります

Dr.K

くれか先生

ということはやっぱり……。

しかし、オタクは女性と接触する機会が少ないので、実はオススメ物件です！

Dr.K

くれか先生

あ、彼だ！（スマホに電話がかかってきて出ていく）

たとえば、投資オタクなんてのも、よいかもしれません。……、あれっ？　くれか先生？

Dr.K

私がこれまで失敗した投資について、少し語りたいと思います。失敗について語らない個人投資家は、投資家でないと思っています。自分が失敗した投資をバネにして、さらなる高みを目指すのが真の個人投資家です。……オオッ、我ながらキマった！

原油投資で損失

　1つ目が原油です。「え、原油ってホイホイ買えるものなの？」と思われるかもしれませんが、原油や金などの商品※投資というのは、先物や上場投資信託として、私たち一般人にも買うことができるのです。

※投資の世界ではこういう商品のことを「コモディティ」と呼びます。コモディティには、原油や金のほか、ガソリン、銀、プラチナ、あずき、とうもろこし、大豆など無数に存在します。

　先物や上場投資信託などの難しい言葉が出てきましたが、要は原油そのものを買うわけではなく、その価格を決めている代替商品を買うということです。要は、チケットのようなものです。そのチケットは、基本的には証券会社を通じて売買します。

　私が投資を始めて間もないころ、原油価格はリーマンショックによって3分の1くらいの価格にまで下落していました。私は2010年に、東京原油価格5万円の時期に、総額100万円分くらいの投資をしました。間違いなく、リーマンショックを乗り越えて、原油価格は上がると信じていました。しかし、その後間もなくして、原油価格は4万円を切るほどになりました。100万円あった原油資産は、70万円台にまで落ち込んでしまったのです。私は、いてもたってもいられず、30万円の損失を確定させて原油をすべて売りました。

　東京原油の長期チャート（図4-2）を見るとわかりますが、2010年に5万円をつけてから4万円を切ったところで、私は売買しました。その後、原油価格はまた上昇に転じ、2014年には6万円を大きく超えています。その後、OPECの減産見送りなどで急落しますが、利益を出すことはできたはずです。

この投資の何が問題だったかみなさん、おわかりでしょうか。そう、**原油価格がなぜ上下するのか、私がまったく理解していなかったことです**。シリア問題で地政学リスクが勃発したとき、OPECが足並みをそろえて減産しなかったとき、「シェール革命」と呼ばれる原油に替わるエネルギーが台頭してきたとき、そういったときに原油価格がどちらに動くのかさえ、私は理解せずに投資をしていたのです。

まさに、愚かの極み。

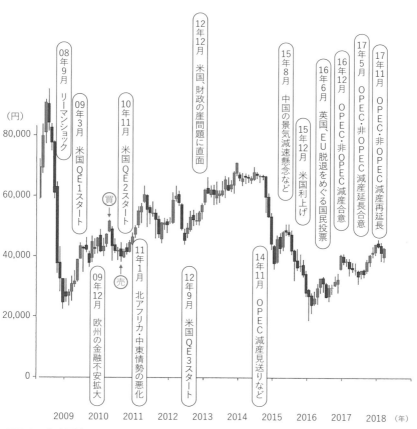

図4-2　東京原油のチャート

　投資を始めて、3年余りが経った2012年のころでした。600万円あった資金が投資によって2,000万円にまで増え、貴金属に興味を持ち始めました。金とプラチナの投資をしようと思い立ったのです。私の失敗は、原油投資で一度懲りているはずなのに、**なぜ、その値段がついているのか理解していない金・プラチナに投資しようと思ってしまったこと**です。一度思ってしまったら、もう後戻りできません。

　2011～2012年は、金・プラチナともに価格が高騰している時期です。通常これまで、金価格よりも稀少価値の高いプラチナ価格のほうが高い傾向が続いており、プラチナ価格のほうが低くなるというのは「ねじれ現象」であるという記事がたくさん出ていました。2012年と2014年以降は、確かにプラチナ価格が金価格を下回っています（図4-3）。

　「これからプラチナ価格は上がる、なぜなら金価格より安いからだ」

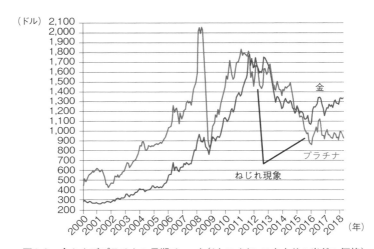

図4-3　金およびプラチナの長期チャート（1トロイオンスあたりの米ドル価格）

そんな誰かの言葉をうのみにして、私は2011年にプラチナに投資をしたのです。いやはや、投資の神様は見ているもので。何も理解していない私は、プラチナ価格が20％以上下がったところで損失を確定しました。またもや、投資に失敗したのです。

　原油投資も、プラチナ投資も、損失を出した理由は同じです。私は、**なぜその価格がついているのか**をまったく理解していなかった。かの有名な投資家、ウォーレン・バフェットも、自分が理解できないものには投資をするなとよくおっしゃっています。

> **格言**
>
> リスクは、自分がやっていることを
> 理解していないことから生まれる。
>
> 　　　　　　　　　　　**ウォーレン・バフェット**（投資家）

エンジェル税制投資

　エンジェル税制とは、創業促進による経済活性化という観点から、未上場のベンチャー企業への投資を促進するために、企業へ投資を行った個人投資家に対して税制上の優遇措置を行う制度のことです。

　税制が優遇されるということで、なんとなく「政府に認められたオフィシャル感」があるため、ウェイウェイいわしていた時期に、手を出してしまいました。

　私には何人か経営コンサルタントの知り合いがいるのですが、ある会社の紹介を受けて、100万円を投資しました。エンジェル税制ありきの話だったのですが、私もくだんのコンサルタントに義理がたい気持ちもあって、安全と思われることから投資に踏み切りました。

しかし、その企業は実はエンジェル税制の対象要件を満たしていないことが、あとでわかりました。

すったもんだで、お金はなんとか戻ってきたのですが、登場人物にあまり悪意がある人間がいなかったのも事実でした。

これ以降、自分がお金を出すときには、「本当にそのお金を渡していいのか」を常に考えるようになりました。

資産が増えるほど、投下するロットも大きくなります。そのため、自分の手が離れる瞬間まで、そのお金を手元から解き放ってもよいのか熟考することが重要です。

株式投資が最も合っていた

私が理解できたのは、株式投資でした。簡潔に書くと、株式とは、**会社を起業して事業を展開したい人たちが、お金を出してくれた人に対して、会社が出した利益を分配する仕組み**です。そのため、投資家というのは、その事業の出資者に該当するわけです。その権利を売買することを「株式取引」といいます。そして、株式を持っている人のことを**株主**といいます。株式の売買取引の際につけられる価格が**株価**です。

株に、なぜその値段がついているのかというのは、実に簡単な仕組みです。

企業は、売上げを出します。その売上げの中から、出資してくれた株主に対して「これだけ私たちの手元に残りましたよ」という純利益を提示します。この純利益というのは、基本的に株主のものです。ものすごく簡単に書くと、純利益が1億円残ったとして、株が100株発行されているとしましょう。1株あたり100万円の価値がありますよね。しかし、この企業は、翌年には純利益2億円になるかもしれないと思っている人がたくさんいると、1株あたりの価値は200万円くらいまで想定されるわけです。株価というのはこのようにして、企業の業績が今後どのようになっていくかを予想しながら値がつけられているのです。

勉強を続けていくと、１株あたりの価値が100円くらいかなと思っている企業が、50円でたたき売られているのを見つけることができました。原油価格やプラチナ価格と違って、株価がなぜこの値段なのかというロジックがわかっていましたから、私はその株を買いあさりました。

　すると、半年〜１年後に、その価値は50円から150円にまで値上がりしたのです。このような株式投資を繰り返すうちに、600万円あった元手は、アベノミクスに乗って2014年に１億円を突破し、2019年に５億円、2022年に10億円を突破しました。

　何が言いたいかというと、ある程度勉強すれば価格形成のロジックがわかるので、個人的には株式投資をオススメしたいということです。私はこれまでいろいろな投資を行ってきましたが、**最も勉強量が少なく、なおかつ、そのロジックが理解しやすいのは株式投資です**。不動産投資もアリかとは思いますが、資金が大きくないと、かなりキツイ投資生活になるため、可能ならば少額から始められる株式投資をオススメします。

> **格言**
> 誰もが株式市場を理解する知力を持っている。
> 小学校５年生までの算数をやり遂げていれば、あなたにも絶対できる。
> **ピーター・リンチ**（投資家）

株式投資の誤解

　テレビに登場する株式投資家の多くは、６つだか８つだか、たくさんのディスプレイをデスクの前に設置して、カチカチやっている人ばかりです。あれは、ほとんどがデイトレーダーです。

　デイトレードというのはその名の通り、腰を据えてその企業の株を買っているのではなく、日々の値動きを利用してコツコツ稼ぐやり方です。たとえ

ば、100円の株価がついている企業を「いつか150円くらいで売りたいなぁ」と思って長く保有するのが中長期投資とすれば、100円で買って103円で売って、102円で買って104円で売って、という細かいキザミで売買していくのがデイトレードです。株価は生き物のように日々変化するので、そのうねりをうまくとらえて利益を得るのです。私にはそんな短期的な値動きを予想する超能力はありませんので、ほとんどの投資が、月～年単位です。

格言

麦わら帽子は冬に買え。

（作者不明、相場格言）

デイトレーダーと中長期メインの個人投資家の間には、ブレイクダンサーと社交ダンサーくらいの差があります。「私、ダンスやっているんです」といわれてブレイクダンスをイメージする人は多くありませんが、「私、株をやっているんです」と言われると、なぜだかデイトレーダーの映像が頭に浮かぶようです。ぶーぶー、偏見だ、偏見だー。

「**株式投資なんて、時間が取れないから医師にはすすめられない**」という意見をよくいわれます。しかし、それは株式投資の本質をわかっていない人の意見です。中長期の株式投資はほとんど手間がかかりません。そのため、**ゆとりがない医師にこそ、すすめられる投資です**。むしろ、勤務医は「中長期の株式投資以外のどの投資をやれってんだ」と問いたいくらいです。

そのため、私が医師にすすめているのは日本株式への中長期投資です。いろいろな投資に手を出してきましたが、これがいちばん"まとも"です。あくまで私個人の意見ですから、不動産投資やパチンコ投資のほうが資産は増やせると思っている人の意見を100％否定するつもりはありません。

不動産投資

　私は不動産投資を医学生や若手医師にすすめるのは絶対にダメだと思っています。偏見も入っていますが、区分マンション投資に手を出して、破産した後期研修医がいました。

　　事　務：「先生、日本医学開発という会社から電話がかかっています。」
　　研修医：「（ん？　どこの会社だろう）つないでください。」
　　　男　：「こんちゃーーッス！　先生、突然さーせん！」
　　研修医：「はい」
　　　男　：「ここだけのハナシなんですが、先生は、節税に興味がありますか？」
　　研修医：「あの、日本医学開発ではないんですか？」
　　　男　：「お忙しいところすいません、ほんとに！　実は今日は、先生の投資のお手伝いができればとゆーことで、お電話しました！」

　これは、ほとんどが**区分マンション投資を持ちかける悪徳業者で、医師の持っている潤沢なキャッシュをどうにかして手に入れようと、片っ端から電話してバカな医師を探している**のです。いいですか、こういう電話をまともに聞かないようにしてください。

　区分マンション投資というのは、1棟のマンションの部屋だけを区分所有し、主に家賃収入を得ることを目的とする投資方法です。不動産投資の中ではリスクは低めですが、投資効率も低いというデメリットがあります。はて、これはどういうことでしょうか？

　不動産価値というのは、建物の価格と土地の価格で決まります。区分マンションは、評価額のほとんどが建物部分の価格で、土地部分の評価額が相対的に低いのです。鉄筋コンクリート造のマンションの法定耐用年数は50年足らずで、その期間で建物部分の価値がほぼゼロになります。キレイだとか住

めるとか、そういうのは関係なくて、とにかく長期になるほど建物部分の不動産価値はゼロに近づくのです。

　私の知り合いの内科医で区分マンション投資をしている人がいるのですが、入居率100％なのに、修繕積立金・管理費・固定資産税・所得税で利益のほとんどを持っていかれ、現時点ですでに赤字になっています。しかも修繕積立金は年々上昇していくので、彼が区分マンション投資で利益を出すには家賃を値上げするしかありません。しかし、朽ちていくマンションで家賃を上げていくのは土台無理な話です。たとえリフォームしたとしても、誰が古いマンションに高い家賃を払いますか。彼が選んだ（選ばされた）物件も悪いのかもしれませんが、物件を売るとさらなる赤字が確定するので、毎年持ち出しがあってもなかなか売れないという負のスパイラルに陥っています。株式投資と違って、損切りが簡単にできないのが不動産投資のつらいところです。

相続税対策に不動産投資は有効ではない

　情報弱者である若い医師を口説く常套句として「**相続税対策になりますよ**」というものがあります。これは、現金で相続するよりも、投資用不動産としておいたほうが、土地や建物の評価額が下がるという制度が背景にあります。

　土地の評価額は、国税庁が定めた路線価の80％程度になります。建物の評価額は、固定資産課税台帳に記載されている固定資産税評価額にもとづいて算出され、おおむね建築費用の50〜60％が評価額となります。投資不動産として第三者に賃貸することで、建物の評価額が更に30％控除されます。

　これだけ聞くと、ウハウハですよね。本来の価値より低く見積もってくれるわけですから、税金も減るということです。

　しかし、節税とマンション投資による利益は、まったく別物であると考えなければいけません。いいですか、節税するということはお金を残せないと

いうことです。経費を計上したときに、マイナスになってしまうから所得税が戻ってくるんです。相続税も同じ考え方で、節税できても物件がそもそも収益を上げなければ相続マネーなんて残せません。

　ましてや、銀行から融資をひっぱって買ったような不動産では、そういうわけにはいきません。ローン返済に必要な収入が充当できなければ、あっという間に資金繰りが悪化してしまいます。借り手がつかずに資金が回らなくなれば、物件の売却を迫られることになり、相続税対策どころではありません。

　私がいちばん問題だと思っているのは、**銀行から融資をしてもらっているのに、レバレッジをかけていることに気づいていない医師が多い**ということです。**レバレッジというのは、要は借金です。「1万円しか持ってないけど、ぼく、医師免許を持っているから100万円貸してください」というのがまかり通るということ**です。冷静になって考えてみてください。投資額が大きな不動産に、あえてレバレッジをかけて投資しなければならない理由がどこにありますか。ちょっとおいしい牛肉が食べたいなあと思って、牧場を丸ごと1つ買うようなものです。コシヒカリが食べたいと思って、田んぼを30ヘクタール買っちゃうようなものです。いやいや、牛肉や米なんてスーパーで買えばいいでしょうよ。

　中古物件の場合だと、購入後しばらくは減価償却費が経費として計上できます。実際には支出を伴っていないのに経費が計上できるので、悪徳業者は**「税務上はお金が残せる」**ことをメリットとして謳ってきます。ただ、この償却期間が終わった直後に帳簿上はプラス運営になるため、ものすごい所得税を支払う義務が生じます。短期間での所得税還付などで「うまく節税した」という気分になっている"カモドクター"がかなり多い。

　よくよく考えてみてください。不動産を売ろうとしている業者は、電話の向こうにいる顔も名前も知らない医師のために、本気で節税してほしいと思っているでしょうか？　思っていないですよね。どんなお人よしだよ。

減価償却費

　たとえば病院で1,000万円の内視鏡システムを買ったとします。1年で1,000万円の費用を計上するのではなく、数年に分けて計上することを「減価償却」といいます。この内視鏡システムは1年で使わなくなるわけではなく、数年間使う予定のはずです。たとえば5年使うと仮定したら、毎年の費用に200万円ずつ分散計上していくのです。

　不動産投資は**相対取引**です。物件ごとに値段がバラバラなので、情報格差は大きくなりますし、通常は売主側が多くの情報を持っています。つまり、入り口からすでに不利な戦いから始まっているのです。ましてや、この先空室リスクが高くなる不動産戦国時代に突入するというのに、なぜ医師に不動産投資をこれほどまでに宣伝するのでしょうか。未曾有の低金利状態とはいえ、不動産の投資利回りは低下し続けています。今後、おそらく不動産投資をする人は減っていくでしょう。不動産投資に長けた一部の医師は、それを逆手に取って、いろいろなバリュー物件を買って成功すると思います。しかし、今から不動産投資を始めようとする情報弱者の医師は、**おそらくただのカモ**です。融資を必要とする顧客が減って、銀行の収益が減っては困りますから、上客として位置づけられている高属性の職業をどうにかつなぎ止めなければいけません。繰り返しますが、**金を持った無知な医師は、ただのカモ**です。繰り返します、**カモ**です。

　医師はお金を持っているし、勤務医は銀行から融資してもらいやすい。それを利用されているだけなんです。物件が売れたら、業者に数％の手数料が入ります。言葉は悪いですが、「**おまえら医者なんてどうなってもいいから、オレたちにお金をください**」、そういう構図なんです。

相対取引（あいたいとりひき）

取引所を介さずに、金融機関など当事者同士が、売り手と買い手となり、相対（マンツーマン）で交渉し、値段、数量、決済方法などの売買内容を決定する取引方法のこと。

アパート経営などをサポートする企業も増えてきており、ここ数年の不動産投資の人気には目を見張るものがあります。そんな人気の投資のさなか、勤務医でなんとなく不動産投資を始めた人間に、利回りのよい物件が流れてくるはずがありません。これを「**情報の非対称性**」といいます。

ポーカーをやり始めて20分たっても、
まだ誰がカモかわからない人は、自分がカモなのだ。

ウォーレン・バフェット（投資家）

今から区分マンション投資を始めてよいか？

2024年3月現在、不動産市況は好調です。どこの土地も高騰しています。しかし、上がり続ける不動産価格などありません。これから人口が減り、空き家が増えていく日本において、生き残れる不動産投資家はプロ中のプロだけです。事実、駅に近い物件と郊外の物件の価格差が開き始めています。

業者におんぶにだっこで、バカ高い貸出金利の融資を受けているような素人は、間違いなく退場させられます。そのため、不動産投資に今から手を出そうとしている医師は、自分がカモであることを認識しなければなりません。カモとて、窮鼠猫を噛むこともありましょう（わかりにくい比喩ですが）。しかしプライドの高い医師は、自分がカモであることを認めたくないのです。**プライドが自分の人生を潰す**のです。

区分マンション投資は、安値で取得し、短期間で高値で売り抜ける以外に利益を出す方法はないように思います。超長期で家賃収入を得て、黒字をキープするのは神業に近いかもしれません。

不動産投資は後戻りしにくい

私は15年近く投資の世界にいますが、不動産投資と外国為替保証金取引（FX）の広告は非常にうさんくさいものが多いと感じています。不動産投資をすすめる広告は、「株式投資＝デイトレード」と断言しています。「日々の株価にまどわされず、安心できる投資を」などと謳っていますが、これほど資金投下量の大きな不動産投資で、初心者が安心できるはずがありません。不動産価値は株式とは違い、値動きが少なく安定していますが、**「安定」と「安心」は違います**。また不動産投資は、結果として失敗しそうなとき、株式投資とは違ってすぐさま後戻りできないという難点があります。これらの理由から、不動産投資がなぜ「初心者にとって安心」につながるのか、私にはまったく理解できません。

株式投資なんて、10万円あれば始められます。株価は毎日見なくてよい。割安で成長が期待できる銘柄に投資して、あとはほったらかしでもよいくらいです。テレビに出てくる株式投資家も、不動産投資やFXの広告に出てくる株式投資の批判例も、すべてハイリスク・ハイリターンのデイトレーダーをイメージさせているのです。

繰り返しますが、しっかり勉強して勝てそうなら、不動産投資も選択肢としては「アリ」でしょう。実際、それで成功している医師を何人か知っています。しかしながら、株式投資とは違って、最初から不利な戦いを強いられていることを認識しておくべきです。不動産投資が成功する確度は、俯瞰的に見て高くないと思います。特に、資金量が少ない医学生や研修医が手を出すものではないと断言できます。

覚えておいてほしいのは、**不動産業者の営業マンが電話でセールストークをしてくる案件は、ほぼすべて投資の価値がない**ということです。

まとめ

もちろん、私は不動産投資を1つの投資法として認めています。しっかり勉強すれば「アリ」です。株式投資もFXも債券投資も認めています。すべてを勘案した上で、株式投資を選んでいるのには4つの大きな理由があります。

株式投資は、

1. 情報格差が少ない（情報が対称性）
2. レバレッジがかからない（借金しなくてよい）
3. 失敗したら、すぐに後戻りできる
4. 期待リターンが高い

さて、まとめです。

〈私の経験した投資と感想〉

- **株式投資（日本株）**：株価の形成ロジックが最もわかりやすく、勉強するほど資産が増える。少額でも始められる。
- **金・プラチナ**：勉強しても、価格形成のロジックが理解しにくい。
- **原油**：勉強しても、価格形成のロジックが理解しにくい。
- **投資信託**：基本的には運用を他人におまかせする行為だが、手数料の高い商品が多い。自分より株式投資が上手な人が運用している商品は、定期的に買ってもよい。
- **外国為替保証金取引（FX）**：為替の動きが予想できない。なぜ円高になるのか、円安になるのか、が理解・納得できず損失を出した。
- **仮想通貨（ビットコインなど）**：価格形成のロジックが不明で、人気が集まっているだけの可能性がある。
- **不動産投資**：資金投下量が大きすぎて、身動きが取りづらい。借金を

して投資をしているのと変わらないため、投下資金の少ない若手医師にはすすめられない。

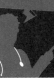

Dr.Kの
ひとこと

理解できない金融商品には手を出さないこと。
最も勉強しやすく、最もロジックが明らかで、
少額でも始められる投資は、株式投資である

リスクを納得すること

　投資で損失を出したとき、納得できるか納得できないかという観点は、とても大事です。株式投資の場合、粉飾決算で株価が暴落したら「自分が決算をもっと読み込んで、粉飾決算の手がかりを読み解くべきだった」と反省することができます。不祥事で株価が下がっても、多少の怒りを抱くものの「仕方がない」と精神的に割り切ることができます。しかし、外国為替保証金取引（FX）、先物、オプションなどは、将来どうなるかほとんど予想ができません。だから、投資というのは、自分がそのリスクを納得していることが極めて重要なのです。

　「安愚楽牧場投資」をご存知でしょうか。もう知っている人は少ないかもしれませんが、牛を書類上購入して、子牛が生まれたら売った利益配当が得られるというもので、ほんまかいなという投資です。投資ではないですね、Wikipediaには和牛預託商法として明確に「詐欺」と書かれています。

　安愚楽牧場は当時、非常に過大な宣伝をしており、誰もが怪しいと思っていたのですが、著名な経済学者が熱心に推していたことから、まんまと信用してしまった人が多かったのです。私の知り合いの個人投資家も、これに引っかかった人がいたのですが、預けたお金は結局戻って来ませんでした。

　「有名な誰かが推しているから」という根拠だけで資金を投下する行為は、非常にリスクが高いです。この本を読んで、Dr.Kが推しているからということで安易に株式投資に手を出すのも、もしかしたら危ないのかもしれません（笑）。

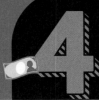

4 株式投資の メリットとデメリット

というわけで、私は株式投資を続けているんだ。研修医時代から勉強し始めたんだけど、うまくいっているよ。

Dr.K

くれか先生

すごいです！（キラキラ）

街中でよく見かけるドラッグストアの〇〇の株を500株持っているんだよ。

Dr.K

くれか先生

あ、それ、うちの父親が経営しているドラッグストアです。

え、君、金持ち研修医だったの！？

Dr.K

くれか先生

え？　普通ですけど？

そもそも株式とは

　株式（図4-4）とは、ある企業が資金を集めるのに発行するチケットのようなものです。このチケットには値段がついており、「株価」といいます。たとえば、あなたが医師の就職あっせんをする会社を立ち上げたとしましょう。資金がなかったので、株式を発行しました。1株あたり1万円で100株発行しました。売れれば、100万円の資金ができるわけです。見返りとして、一定額の配当金などを通じて利益を株主に還元するようにしました。かくして、この医師あっせん企業は爆発的に成功しました。なんと、5年後に業績が何倍にもふくれ上がったのです。株式を持っている人は、1株あたりなんと1年間で1万円の利益還元が受けられることになりました。つまり、1年持っておけば、元が取れるということです。2年目以降はまさに打出の小槌状態です。そうなると、この株式を欲しいと思う人が増えます。2万円払っても1株欲しいという人だって現れるでしょう。そう、これが、株価が変動する理由なのです。

　こんな美味しいハナシは転がっていませんが、株式が売買される理由はこ

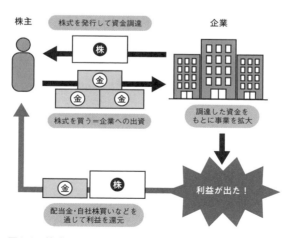

図4-4　株式とは

ういう "**価値の変動**" にあります。

　実は日常生活でも似たような話はたくさんあります。たとえば、有名ミュージシャンのコンサートチケットなどがそうです。今は、ダフ屋は厳しく規制されるようになりましたが、昔は1万円で手に入れたチケットが10万円で売られることもありました。

　為替も実はそうです。アベノミクスが始まる前は1ドル75円台でしたが、これを執筆している時点では1ドル150円と2倍の開きがあります。外国製品を買おうとしたら、2倍のお金を払わないといけません。逆に、長らくドル建てで資産を保有している人は、その価値が2倍になっているともいえます。これも1つの投資です。ただ、為替がこのような動きを取るという予測は極めて困難です。

　何度も書きますが、数ある投資の中でも、**勉強量に比例して実を結びやすい投資は株式投資**だと思っています。不動産投資も勉強するほど実を結ぶ投資の一つだとは思っていますが、資金投下量が大きいため、私は10万円からでも始められる株式投資をすすめています。

　さりとて、株式投資で財を成すには500万円ほどの預貯金が欲しいところです。目標資産運用額が300万円くらいなら別に10万円から投資を始めても問題ないのですが（それでも30倍のハードルは高いですが）、1億円単位の資産を築くには、最低でも500万円くらいのスタートラインに立たないと、なかなか難しい。

　そのため、私は医学生〜研修医時代はとにかく株式の勉強をして、1万円などの少額で売買を経験してみることをすすめています。実際に本格的に資産運用を始めるのは、医師3〜6年目あたりがベストでしょう。私は医師3年目の時代から始めました。

会社の株式を専門に扱う市場（マーケット）があり、これを「**証券取引所**」といいます。ここで、私たちは株の売買を行うのです。とはいえ、築地市場のように、せりや相対などの方法で売買するわけではありません。実は私たちは証券取引所に入って株を買うわけではなく、証券会社にお願いして買ってもらうのです。そのため、私たちは自分の契約した証券会社を通して売買します。今の時代、ほとんどがオンラインの証券会社です。私はSBI証券を主に使っています。

株式投資のメリットとデメリット

　株式投資のメリットとデメリットについて、知っておく必要があります。株式投資の細かいポイントは、自著『**忙しい医師でもできる Dr.K の株式投資戦術**』（**中外医学社**）を参考にしてください。

〈株式投資のメリット〉
①キャピタルゲイン（売却益）が得られる

　先ほどの例で挙げたように、株式には価値が伴います。1～2年保有しているだけで確実に元が取れる値段なら、誰でも買います。株式について勉強していくと、株価に理論値がつきます。ある程度のロジックに基づいて算出される株価です。1株1万円で買った株が10万円で売れたら、9万円の利益になります。この売却益のことを「キャピタルゲイン」と呼びます。よくテレビに出てくるデイトレードはキャピタルゲインを繰り返し稼ぐ手法です。

　短期でも中長期でも、株式投資をしている人間は、このキャピタルゲインで利益を上げています。私は、年単位を主に見て、中長期的な観点から投資を続けています。医師は、忙しいのでデイトレードなんて無理です。株価が上がった、下がったと顔色を変えながら診療をするのは、あなたにとっても患者にとってもリスクです。

　基本的に、2024年1月から始まった「**新NISA**」の枠を使って投資するようにしましょう（→p.221）。資産が大きくなると新NISA枠も誤差のようになってきますが、最初のうちは利益が全額非課税になる恩恵を受けられます。

②インカムゲインが得られる

　株主優待や配当金によるインカムゲインも大きなメリットです。海外では、株主優待なんて文化がないので、日本独特の制度です。私のもとには、単純計算で3日に1回、何かしらの株主優待が届きます。それは、企業の製品だったり、割引券だったり、さまざまです。また、多くの上場企業は株主に配当金を年1～2回分配します。この配当金も無視できません。たとえば3億円の株式を保有しておれば、配当利回り3％の銘柄を持っていると、年900万円の配当金収入が得られるのです。高配当の銘柄を狙えば、かなり大きな不労収入になると思います。

③企業や政治・経済のことがよくわかる

　株式投資をしていると、その企業のことがよくわかるようになります。これは資産形成においてオマケみたいなものですが、個人的には医学ばかり勉強していても得られなかった知識がたくさんあり、株式投資に身を投じてよかったなと思っています。株式を保有していると、定期的に業績や事業の説明資料が送られてきます。その企業がどういう方針で経営しているのか、見えていない部分が見えるようになります。

　また、企業の業績について勉強していると、まわりを取り巻く政治・経済環境についてわかるようになります。

④抗インフレ効果が期待できる

　株式投資には抗インフレ効果があります。インフレとは、お金の価値が下落することを指します。今日の1万円の価値が、来年に1万円以下の価値になっているという状態です。日本政府は脱デフレを達成しましたが、物価上昇を続けていますので、今後もインフレが進む可能性があります。

　企業が保有する財産や収益というものは、原則としてインフレ率に応じて上昇します。同時にインフレが進むにしたがって株価も上昇します。このため、預金や債券などの金融商品よりもインフレに対する抵抗力が強いといわ

れています。

⑤借金しなくてもよい

　不動産投資の場合、よほどの資産家でない限り、銀行から融資を受ける必要があります。融資とは名ばかりで、ただの借金です。私は、借金をしてレバレッジをかけるという行為は投資の世界ではリスクが高いと考えています。

　ただ、株式投資も「信用買い」といって借金することが可能です。これに手を出すと株価指数の急落局面でとんでもない損失を出すことがあるので、注意してください。

⑥情報格差が少ない （情報の対称性）

　不動産投資については、素人の医師にはまともな物件の情報など流れてきません。非常に情報格差が激しい世界です。しかし、株式投資はその企業が公表している資料などから、いろいろと読み取れるデータを使って投資をするので、情報格差がほとんど存在しないのです※。

※厳密には、機関投資家と個人投資家には情報に、やや差がありますが。

〈株式投資のデメリット〉
①キャピタルロス

　株式投資のデメリットは「キャピタルロス」です。メリットとデメリットは表裏一体です。投資した株式を高く売ろうとしても、二度と株価が上昇せず、最終的に損失を確定させて株式を売却することを、「キャピタルロス」といいます。

　たとえ業績のよい銘柄を買っても、東日本大震災やコロナショックのような未曾有の事態に陥れば、ほとんどの企業の株価が急落します。慌てふためいてキャピタルロスを確定した場合、あなたの資産は減ります。また、企業の不祥事や経営不振によって上場廃止になった場合、株式が紙くずになってしまうこともあります。といっても、いきなり株価がゼロになることはありません。

上記のようなリスクをコントロールしながら、比較的安全な株式を保有することが、株式投資で重要なポイントです。破綻リスクが高い企業の株式を買うなんてことをしなければ、大丈夫でしょう。

②継続的に勉強が必要である

　株式投資は、勉強し続けても終わりがありません。私は個人投資家を兼業して15年になりますが、まだ勉強し足りないと考えています。知り合いに30〜40年来の個人投資家がいますが、「生涯勉強だよ」と言いながら、毎日株式投資の勉強をしています。

　医学の勉強にも終わりはありません。それと同じように、経済学も終わりのない学問です。そのため、医学をほっぽり出して投資の勉強をするようなことがあってはいけません。もしそうならば、医師を辞めるべきです。医師としてのプロ意識を持ちながら、片手間で可能な範囲で株式投資を勉強するバランス感覚を身につけたいものです。

　私は、土・日曜の空いた時間に1〜2時間ほど株式投資の勉強をするよう心がけています。私はもともとそんなに頭のよい人間ではありません。センター試験の国語は110点台で、推薦入試で医学部に入ったため、二次試験は受けていないのです。そんなレベルの頭でも資産を大きく増やすことができる投資は、本当に魅力的だと思います。

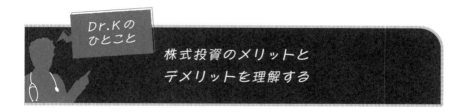

Dr.Kのひとこと

株式投資のメリットとデメリットを理解する

優良企業が優良投資先とは限らない

　個人投資における優良企業というのは、営業利益率がよい、財務がよいなど、いろいろな条件があります。しかし、一般の人からすると「有名企業」がそれに該当するかもしれません。たくさんCMを打っているようなところです。

　有名企業というのは、確かに利益率が高くて昇り竜のことが多いのですが、実は落とし穴があります。

　それは、周囲の評価が高いということです。ゆえに、投資家からも人気が集まりやすく、個人が買うにしてはかなり割高な株価水準になっていることが多いのです。割高というのは、その企業が出せる利益に対する株価水準が高いということを意味しています。

　利益率にもよるのですが、バリュー株投資の世界ではPER（Price Earning Ratio：株価収益率）20倍を超えてくるとさすがに割高注意報が脳内に発令されます。PERは「1年間の企業利益を株価が何年分先取りしているのか」という数字を表しており、数値が低いほど割安になります。

　たとえば、世界的に優良企業とされるAmazon.com, Inc.は、一時PERが100倍を超えていたことがありました。つまり、この企業が稼ぐ将来100年分の利益が株価に反映されているということになり、ちょっと業績がコケただけで株価がウソみたいに下がってしまいます。これでは、枕を高くして寝られません。

　私のようなバリュー投資家は将来の利益を予測することはそんなに多くありません。赤字体質の脆弱な企業に投資することはありませんが、

本社が地方にあるような地味な企業で、財務体質が良く、しっかりと黒字経営を続けている無名の企業に投資します。

　そのほうが株価の急落リスクも少ないし、配当金も安定して受け取れるからです。

　実はこういった"いぶし銀"の企業のほうが個人投資家にとっては「優良企業」なのかもしれません。

5 新NISAを活用せよ！

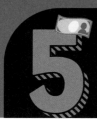

くれか先生

『シン・兄さん』という映画が流行っているらしいですよ。

へえ、『シン・ゴジラ』とか『シン・ウルトラマン』みたいな。

Dr.K

くれか先生

医局で、税金がかからなくなるとか言っていました。金融映画なんですかね。

それは『新NISA』や！

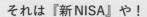

Dr.K

くれか先生

あぁ！『シン・兄さん』ですね！

聞いてへんのかーい！

Dr.K

やるっきゃない新NISA

　通常、投資というのは利益が出ても約20%、税金で持っていかれます。多くの医師のみなさんの所得税率からすると、たいした税率ではないように思うかもしれませんが、たとえば投資で1万円の利益が出ても、手取りが8,000円まで減ってしまうのです。NISAというのは、株式や投資信託の売買で得た利益に税金がかからないという夢のような制度です。マジでゼロ円。やらなきゃ損です。しかし問題があって、NISAには投資上限額がありました。これまでのNISAの年間投資枠は、一般NISAが年間最大120万円、つみたてNISAが年間最大40万円となっていて、しかも、どちらかの制度しか選べないというものでした。

　2024年から始まった新NISAでは、これまでの一般NISAにあたる「成長投資枠」が年間最大240万円、つみたてNISAにあたる「つみたて投資枠」が年間最大120万円となり、しかも両方併用できることから、投資初心者は全員マスト案件です（表4-2）。

①投資額1,800万円まで非課税

　通常、株や投資信託を売買して利益が出ると約20%の税金がもっていかれますが、新NISAはこの税金がゼロになります。非課税です。トータルで上限1,800万円の投資までが非課税になります。

　ちなみに、生涯投資枠1,800万円を使い切りたいなら最低でも600万円はつみたて投資枠で投資をする必要があります。

②売却すると非課税投資枠が復活する

　新NISAでは、買った株や投資信託を売却すると、**翌年以降**になななんと、その分の非課税枠が復活するという夢の仕組みとなっています。つまり、売った分の枠で新たな投資が継続できるということです。

　投資金額100万円分の資産が、値上がりして250万円（評価益150万円）になったタイミングで売却した場合、得られるお金は150万円ですが、このとき売

表4-2　新NISA制度（2024年1月〜）

	つみたて投資枠 併用可	成長投資枠
年間投資枠上限	120万円	240万円
非課税保有期間	無期限	無期限
非課税保有限度額 （生涯投資枠）	1,800万円	
		1,200万円上限
投資枠の再利用	可能	可能
口座開設期間	恒久化	恒久化
投資対象商品	投資信託	上場株式、投資信託等
対象年齢	18歳以上	18歳以上

却して復活する生涯投資枠は投資金額の100万円分となります。

　デイトレードなどの短期売買で回すことはできませんが、年ごとに株式や投信の保有銘柄を入れ替えられる点はかなりメリットです。

③積み立てと成長投資の両方が可能に

　これまでのNISAは、つみたて投資と成長投資のどちらかしか選択できませんでした。それぞれに上限は儲けられていますが、とにかく併用できるようになったのはありがたいです。

　つみたて投資は、S＆P500のようなアメリカの株価指数連動型のインデックスファンドやeMAXIS Slim 全世界株式（オール・カントリー）※がブームです。確かにいちばん株価上昇が見込めるのはアメリカだとは思いますが、自国ではないので情勢がよくわからないこともあります。決して偏りすぎないよう注意してください。

※オール・カントリーといっても、ほとんどがアメリカ株で構成されています。

④非課税期間が無期限

　新NISAでは、非課税保有期間が無期限になりました。これまでのNISAは、個別株なら最大10年分の配当しか非課税になりませんでしたが、新NISAの場合、半永久的に非課税メリットを受け続けられるという素晴らしい仕組み

になっています。

　たとえば3％の配当利回りを33年間続ければ、配当だけで元本の回収が終わることを意味します。かなりヒャッホーな仕組みです。

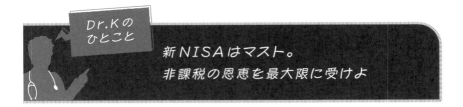

Dr.Kの
ひとこと

新NISAはマスト。
非課税の恩恵を最大限に受けよ

第5章

保険編

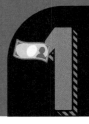

1 医師賠償責任保険に入るべきか

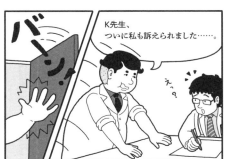

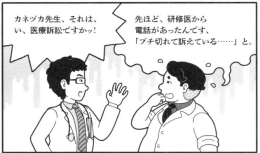

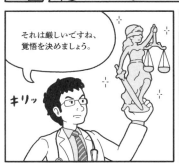

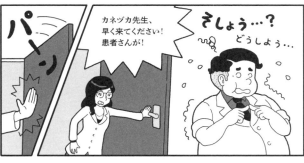

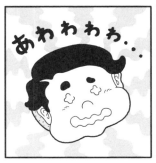

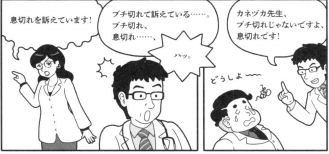

保険の役割とは

　ここから保険に話が移りますが、まず保険の役割を考えてみましょう。医学生や研修医のみなさんはほとんど保険に入っていないと思いますが、みなさんの親の世代を考えてみましょう。

　おそらく彼らの多くは生命保険に加入しているはずです。また、がんになったら働けなくなる可能性があるので、がん保険に加入している人もいるでしょう。

　保険とは、**実際に起こる確率は低いが、万が一起こると対応できないものにかけるのが大前提**です。株式投資の世界では、これを「テールリスク」や「ブラックスワン」という用語で呼びます。「起こってしまうと経済的にダメージが大きいため、多少損をしても保険料を支払うのはやむを得ない」と割り切れる保険には、入っておくほうがよいでしょう。

　たとえば、もしも火災が起こって自宅が全焼したり、交通事故を起こして高額の賠償を請求されたりしたら、今ある貯蓄だけでは賄えない可能性があります。ですから、火災保険や自動車保険が存在します。これは、起こりうる事態による経済的ダメージが自身の経済的許容範囲を超えているからです。これらの保険は、大半の加入者は損をすることになり、間違いなく保険会社が得をする構造ですが、そんなことは割り切ってみんな保険料を支払っているのです。

　現実社会には、いろいろなリスクがあります。死亡、入院、がんになる、隕石が降ってくる、富士山が噴火する、宇宙人が地球に攻め込んでくる、などなど。それぞれのリスクをカバーする保険商品が作られています（宇宙人保険はないかもしれませんが）。「もしものときに備えて」と言われると、つい保険に入ったほうがいいかも、と思ってしまうかもしれませんが、すべてのリスクに備えるのは現実的ではありません。備えるべき優先度があるはずです。

先に結論を書きますが、医学生〜研修医は以下のプランで保険に加入することをオススメします。

・初期研修が終了した時点：医師賠償責任保険
・結婚ないし出産して家族が増えた時点：生命保険

医師賠償責任保険とは

これを最初に持ってきたのには理由があります。**ほとんどの医師が加入すべき保険だから**です。例外を挙げるなら、臨床に携わっていない研究医、保険会社の社医、医系技官あたりでしょうか。別に私は保険の販売員でもなんでもありませんが、臨床に携わる医師は全員医師賠償責任保険にだけは加入しておいたほうがよいでしょう。ちなみに医師賠償責任保険のことを「医賠責」と略したりもします。自賠責みたいですね。

医療裁判の当事者になんてなることはないだろうと思っている人が多いでしょうが、今の世の中、何が起こるかわかりません。たとえあなたが、エビデンスに基づいた正しい医療を提供していても、それに対して患者が納得していなければ、訴えられることだってありうるのです。

では、医療訴訟を起こされる確率はどのくらいでしょうか。医師人生の後半は臨床に携わる機会があまり多くないため、医師としてバリバリ働くのは30年くらいと考えられます。日本では、過去30年で約2万件の医療訴訟がありました。現在の医師数は約32万人で、30年前からじわりじわりと増えていますので、1件の医療訴訟あたり1人の医師が訴えられるという単純計算で考えると、**医師人生で一度は医療訴訟に巻き込まれる確率は、10〜16人に1人くらいと考えられます**。これは、思っているよりもかなり多い数値です。一度裁判になると年単位（平均2年程度）の時間がかかります。多額の賠償金を請求されるのではないかと思い悩み、精神的にも肉体的にも疲労します。医

師や病院側が敗訴する確率は10〜20％程度と昔ほど高くありませんが、それでもストレスと戦いながら訴訟に臨まなければいけません。

　私が医師になったころは、病状説明を録音する人なんてほとんどいませんでしたが、最近は「念のため録音してもいいですか？」と聞かれることも増えてきました。

　さて、どの診療科の医療訴訟が多いかご存知でしょうか。以前まで産婦人科の訴訟が多いことが有名でしたが、直近では大幅に減少していす（図5-1）。産婦人科で訴訟件数が少なくなった理由は、2009年に導入された、「産科医療補償制度」によると考えられます。この制度は、病院・診療所・助産所など分娩を取り扱う機関が加入する制度で、分娩機関に過失がなくても重度脳性麻痺の症例に対して補償金が支払われる制度です。

　一方で、近年増えてきているのが、形成外科です（図5-1）。「なるほど確かに」と思われる読者もいるかもしれません。交通事故などの形成外科手術ではなく、いわゆる美容目的での処置において、医師患者双方のギャップがト

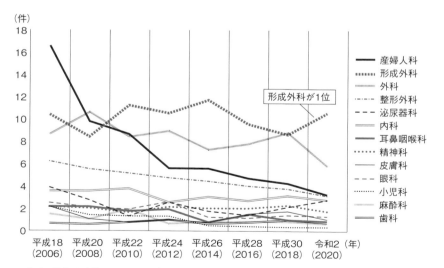

Taniguchi K, et al. Characteristics and trends of medical malpractice claims in Japan between 2006 and 2021. PLoS One. 2023; 18: e0296155.

図5-1　医師1,000人あたり訴訟件数

ラブルの元になっているのでしょう。

　また、最近では、以下のような、さすがに回避できないだろうと思われる
訴訟も起こっています。

> 　明朝、看護師に付き添われて個室内のトイレに入った認知症の男性の
> 排尿の間に、ナースコールが鳴ったため、やむなく看護師は別の患者の排
> 便に対応した。男性は1人で廊下に出て転倒し、外傷性くも膜下出血と頭
> 蓋骨骨折のけがを負った。男性は事故の2年後に心不全で亡くなった。男
> 性の家族が県に損害賠償を求めて提訴し、「看護師は転倒の可能性を予見
> できた」として、県が男性の家族に約530万円を支払うよう命じた。

　これは個人が相手ではなく、県を相手取った裁判ですが、看護師も戦々恐々
とする判決でした。転倒したことは残念ですが、少ない夜勤看護師でこの事
態を回避できたのかどうか疑問です。

　現在は、このような"ハイリスク訴訟状態"を改善するために、医師や医療
機関側に過失がない場合でも、高度脳性麻痺などの状態で保険金を支払う制
度が開始されています。

お金で見る医療訴訟

　現在の医療訴訟件数は年間800件前後で落ち着いています（図5-2）。2004（平
成16）年に件数がピークになっている理由として、当時放送されていた『白い巨
塔』※が原因ではないかと考察する専門家もいますが、真実はわかりません。

※こちらは唐沢寿明主演のドラマです。私も見ていました。

　地裁民事・医事関係訴訟の認容率は、表5-1のようになっています。「認
容率」というのは、原告の訴えがある程度認められることを意味していて、

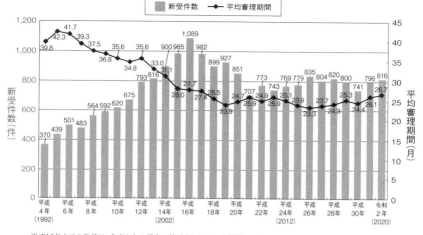

平成16年までの数値は，各庁からの報告に基づくものであり，概数である。

最高裁判所事務総局. 裁判の迅速化に係る 検証に関する報告書. 2023.

https://www.courts.go.jp/toukei_siryou/siryo/hokoku_09_hokokusyo/index.html より引用

図5-2　地方裁判所における新受件数および平均審理期間の推移（医事関係訴訟）

表5-1　地方裁判所民事第一審通常訴訟事件・医事関係訴訟事件の認容率

年	認容率（％）
平成29（2017）年	20.5
平成30（2018）年	18.5
令和元（2019）年	17.0
令和2（2020）年	22.2
令和3（2021）年	20.1
令和4（2022）年	18.5

・ 認容率とは，判決総数に対して認容（一部認容を含む）件数の占める割合である。

・ 地裁民事第一審通常訴訟事件は，地方裁判所の医事関係訴訟事件も含む。

・ 医事関係訴訟事件の認容率は，地方裁判所の事件を基礎としている。

・ 令和3（2021）年の数値は，速報値である。

医事関係訴訟委員会. 医事関係訴訟に関する統計. 2021.

https://www.courts.go.jp/saikosai/vc-files/saikosai/2022/220701-iji-toukei3-ninyouritsu.pdf より抜粋して引用

「勝訴率」と考えてもらってよいと思います。この数字には和解等の件数が含まれていないため、実際、民事的に医療サイドが支払っている額はこれよりも多いと理解してください。

表5-2　医師賠償責任の支払限度額と年間保険料

支払限度額と保険料（医師1名につき）※団体割引適用後				
タイプ	AB	C	D	E
支払限度額／1事故につき （保険期間中）	5,000万円 （1.5億円）	1億円 （3億円）	2億円 （6億円）	3億円 （9億円）
年間保険料	32,310円	41,660円	47,710円	53,360円

民間医局, 医師賠償責任保険.
https://www.doctor-agent.com/service/insurance より引用（2024年1月28日）

医師賠償責任保険は、この医療訴訟にかかる賠償金を支払ってくれる保険です。年間3〜5万円の保険金を支払うことで、1事故あたりの補償限度額を億単位でカバーすることができます（表5-2）。

さて、医療訴訟に敗訴した場合、賠償額はどのくらいでしょうか。1,000万円と1億円では天と地ほどの差がありますから、概略だけでも知っておきたいところですね。

賠償額には、裁判所に算定基準があります。医療事故を含め、そのほかの人身事故の賠償額は、交通事故訴訟と同じ損害賠償額の基準で算出されます。患者側と示談になるケースがありますが、これは裁判所の賠償額の算定基準にのっとって計算されていることがほとんどです。示談の賠償額が折り合わず訴訟に発展するのは、医療側が裁判所の基準よりも低い示談金を提示した場合です。ただ、明らかな医療過誤の場合、示談に持っていくのが一般的です。

最悪のケースを想定すると、患者が死亡した場合、**死亡慰謝料が2,700〜3,100万円程度**、それに**死亡逸失利益**が加わります。死亡逸失利益とは、生きていればその人が得られた収入のことで、バリバリ元気に高収入で頑張っていた人に対して医療ミスで死亡事故を起こしてしまえば、とてつもない額の死亡逸失利益が発生します。しかし、病床に伏しており、健康であった時期の収入が維持できない患者もたくさんいることから、この死亡逸失利益については1件あたりの差が大きくなります。

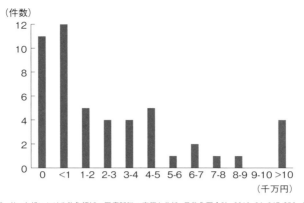

（件数）

本多 ゆみえ, 他. 本邦における救急領域の医療訴訟の実態と分析. 日救急医会誌. 2013; 24: 847-856. より引用

図5-3　急性期医療行為の医療裁判における賠償額（法律情報データベースによる）

　医学論文で、裁判所から支払いを命じられた額の平均を救急部門で検討した珍しい報告があります（図5-3）。救急領域に関する裁判例を抽出するためTKC法律情報データベース、第一法規株式会社の法情報総合データベース「D1-Law.com」を利用して、1965年から2011年まで医師が当事者となり急性期の医療行為の裁判例50例を抽出しました。すると、賠償が命じられるパーセンテージ（認容率）は76％で、その額は棄却12例を除くと平均3,911万円という結果でした。1億円以上も4件ありました。

　死亡逸失利益を含めて1億円を超える賠償額までカバーするかどうかが意見の分かれるところですが、年1～2万円の差で補償金額が大幅にアップできるわけですから、2億円程度まではカバーしておきたいところです。

医師賠償責任保険の種類

　さて、医師賠償責任保険には3種類あります。1つ目は、**日本医師会医師賠償責任保険**です。これは日医会員の開業医は自動的に加入することになる保険ですが、研修医や勤務医にとってはまったく関係ないものなので、この本で記載する必要はないでしょう。2つ目は、**病院賠償責任保険**です。これ

も勤務医とは基本的に無縁です。被保険者は、病院や診療所の開設者（施設管理者）で、患者が病院側を訴えてきた場合に適用される保険です。昔は勤務医もこれの庇護を受けていたことがありますが、現在ではカバーしきれないため、個別に医師賠償責任保険に加入することがすすめられています。3つ目がいちばん大事な、**勤務医賠償責任保険**です。要は、これに加入せよと申し上げているのです。

　基本的にはすべての勤務医が加入するべきですが、特に非常勤やアルバイトが多い勤務医は是が非でも加入するべきです。常勤医は万が一医療訴訟になったとしても、病院が守ってくれる可能性がありますが、非常勤やアルバイトの場合、戦場に裸単騎で突撃するようなものです。そのため、勤務医賠償責任保険に加入していないと経済的にジ・エンドです。

　医療訴訟は、人生が狂わされたと思っている患者からの訴訟です。しかし、それによって勤務医の人生も崩壊してしまうリスクがあります。これは、誰が何と言おうとヘッジすべきリスクです。

　私が「絶対加入しなさい」と言っているのは、**後期研修医**です。初期研修医の時代は、基本的に医療の責任は指導医にあります。指導医が指示をして、初期研修医がそれを実行しているに過ぎません（もちろん例外はありますが）。しかし、後期研修医になると、知識や技術は未熟でも医療における社会的責任は一人前として扱われます。そのため、訴訟リスクが各段に高い時期といえます。後期研修医は、実能力がない割に過大評価を受け、それに伴い責任も過大です。

　アルバイトが多い非常勤医師や後期研修医が、医師賠償責任保険に加入しないというのは自殺行為に等しいです。**医学生や研修医のみなさんは、初期研修が終わった時点で必ず医師賠償責任保険に加入するということを覚えておいてください。**

加入するならば各学会で集団加入すれば2割引になりますし、学会で入らなくとも民間医局の医師賠償責任保険に加入すればやはり2割引です。『民間医局』（https://www.doctor-agent.com/）のサイトに会員登録すれば、民間医局のサイト上で保険の手続きがすべて完了するのでラクです。

　ちなみに、看護職賠償責任保険というものもあり、看護師も加入する人が増えているようです。人数が多いので、掛け金は医師の10分1くらいで済みます。

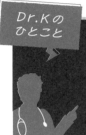

Dr.Kの
ひとこと

医師賠償責任保険は基本的に
すべての勤務医が加入すべきである。
特に初期研修が終わった後は
加入必須である

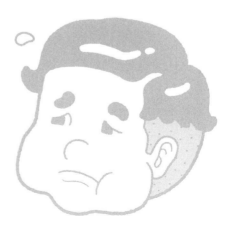

COLUMN 11

訴訟問題になりかけたこと

　私自身は訴えられたことはありませんが、訴訟になりかけたことは2度ほどあります。私の説明が甘かったのか、もうどう考えても治らないだろうという終末期のがん患者の血圧が低下してきた時点で、家族が昇圧剤や挿管・人工呼吸管理を希望されてきたのです。やったところで、「苦しみを長引かせるだけだ、終末期のがんなのでどうしようもない」と説明を続けているさなか、呼吸が停止しました。1時間におよぶ話し合いの最中に、「救命できたはずだ」という家族側とトラブルになり、双方の弁護士まで介入する騒ぎになりました。

　互いに理性的な弁護士で、「早期に亡くなられる蓋然性が高かった事例なので、和解すべきです」とお答えをいただきました。

　やはり、事前にどれだけ家族と話し合いの時間を作っていたかが重要になります。アドバンス・ケア・プランニングがほとんどなされずに終末期のフェーズにいたると、医療従事者と患者サイドのボタンの掛け違いが増えるリスクが高いです。

2 医療保険に入るべきか

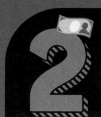

カネヅカ先生

K先生、この間入院しちゃったんです。すごい入院費用が高くて……。

でも、高額療養費制度もありますし、カネヅカ先生レベルなら払える費用では？

Dr.K

カネヅカ先生

医療保険も入っていなくて……、1週間の入院で100万円もかかっちゃったんです。

100万円！？

Dr.K

カネヅカ先生

特別個室で、マッサージつき、食事はA5ランクの黒毛和牛、プールもついているんです……！

どんな病院やねん！

Dr.K

カネヅカ先生

ごっつぁんです！

医療保険とは

　繰り返しますが、保険とは、その有事が発生する確率は低いが万が一発生してしまうと損失が大きい場合に掛けるのが大前提です。逆に、発生する確率が高く、それが発生しても損失が小さければ、保険を掛ける意味がありません。

　医療保険とは、病気やケガで入院したり、所定の手術を受けたりしたときに、給付金が受け取れる保険のことです。後述する**生命保険**は、主に死亡保障を扱います。ただし、生命保険の中に医療保険が特約についているケースもあったりして、近年は保険商品が複雑化しています。

　最近の医療保険には、日帰り入院でも給付金が受け取れる保険、先進医療の技術料を保障する保険、女性特有の病気や発生率の高い病気（子宮、乳房の疾患など）で入院給付金が受け取れる保険などもあります。

医療保険は人気商品

　さて、結論から書くと、**医療保険は不要です**。ここでいう医療保険とは、民間の保険会社が提供している入院保険のことです。入院すると、加入時に決めた1日あたりの給付額に入院日数を掛け算した保険金が支払われる、あれです。「ちょっと待って！　もし大きな病気をして入院が長引いたらどうするんだ？　入院費だってバカにならないじゃないか！」という声が聞こえてきそうです。

　テレビCMでも時々、「月々たったの〇円で充実の保証」とか宣伝していますよね。生命保険文化センターの「生命保険に関する全国実態調査（2021年）」によると、民保加入世帯（かんぽ生命を除く）における**医療保険・医療特約の世帯加入率は93.6％**（前回88.5％）となっています。すごい割合です。保険会社の思惑が見事うまくいっている感じです。

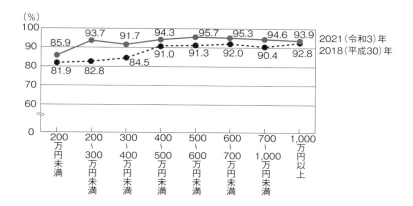

民保(かんぽ生命を除く)に加入している世帯が対象
生命保険文化センター. 2021(令和3)年度 生命保険に関する全国実態調査.2021.
https://www.jili.or.jp/files/research/zenkokujittai/pdf/r3/2021honshi_all.pdf より引用(2024年1年28月閲覧)

図5-4　医療保険・医療特約の世帯加入率(世帯年収別)(民保加入世帯ベース)

　世帯年収が高いほど、医療保険というのは不要になるのですが、なぜか9割超を達成し続けているわが国(図5-4)。

　ちなみに入院日数に応じて保険金が支払われるだけですから、病気の後遺症が長引いて医療費がかさんでも保険は支払われません(通院保険は除く)。

日本は手厚い制度に恵まれている

　生命保険文化センターの「生活保障に関する調査(2022年)」によれば、入院時の自己負担費用は、治療費・食事代などを全部含めて1日平均2万円くらいです[1]。1か月入院したら60万円くらいかかりますね。

　まず、日本は世界的にもまれな手厚い制度が適用されていることを知っておきましょう。日本では国民皆保険制度が導入されており、現役世代では3割の負担で最新の治療が受けられます。7割は国が負担してくれるわけです。

また日本では、月額の医療費の上限がグッと抑制される**高額療養費制度**という素晴らしい制度があります。高額の医療費が発生した場合、国から補助金が出ます。ですから、多くの日本人の自己負担額は月２〜５万円になります。

　医師の場合、年収が高いので月８〜17万円あたりが自己負担額の上限になることが多いでしょう。医長・部長クラスなら月25万円あたりが上限です。勤務医の場合であれば、健康保険の**傷病手当金**がもらえます（こちらは、フリーランス医師はもらえません）。入院しても収入の３分の２が保障されます。

　もしも病気になって入院することになったとしても、医師の場合はおそらく支払える額なので、年に何万円も払って医療保険でヘッジをかける意味はないように思います。よほど貯蓄がない人はともかくとして、月2,500円の医療保険だとしても、10年間で支払う額は夫婦で60万円にもなります。そんなに貯蓄がないのなら、医療保険で支払っている分を投資か貯蓄に回すほうがマシだと思います。

　少なくともあなたが医師としてある程度働けば、短期入院に関しては十分にカバーできるわけで、医療保険に入る意味はほとんどありません。「すでに払ってしまった分がもったいないから、やめられない」という人も多いでしょうが、それも保険会社の作戦です。

　もちろん、例外もあります。それは、超長期入院です。例えば、万が一リカバー不可能な精神科の疾患にかかってしまって入院が年単位で長期化した場合、たとえ１ヶ月あたりの支払い上限が高額療養費制度で決まっているとはいっても、長期入院で職を失うようなことになれば、経済的なダメージは有意に大きいといえるでしょう。こうしたリスクを医療保険でヘッジする意義はあるわけですが、医療保険の多くは入院期間の上限を２年とか３年とかに設定しているんですよね。よくチェックしてみてください。

少なくとも現時点では、**「健康保険＋高額療養費制度」以上に手厚い保険はないので、民間の医療保険にお金をかける必要はそこまで大きくないと思います**。高収入で、平均的なサラリーマンよりも資産が多い医師なら、なおさらです。月々2,500円の保険料を30年間かけ続けた場合は合計70万円になりますが、医療保険の支払限度日数が120日で1日5,000円もらったと仮定した場合、60万円の給付になるので、これでも払い損ということになります。

　ただ、大学病院の勤務かつ子どもが私立の学校に通っているなど、経済的な余裕がない人の場合、月々の保険料として支出を固定化させる戦略もありです。医療保険が一概に否定されるものではないと思います。

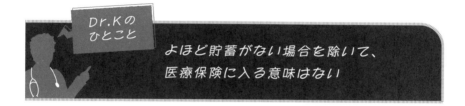

Dr.Kの
ひとこと

よほど貯蓄がない場合を除いて、
医療保険に入る意味はない

【参考文献】
1）生活保険文化センター. 2022（令和4）年度「生活保障に関する調査. 2023.
　　https://www.jili.or.jp/research/chousa/8946.html（2024年1月28日閲覧）

3 生命保険に入るべきか

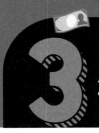

カネヅカ先生

> その昔、妻に生命保険に入れと言われて、ものすごい金額の保険に入っていいます、ワタクシ。

> ほうほう。

Dr.K

カネヅカ先生

> 最近、なんか持病の糖尿病も悪化しているし、体重も10kg増加したし、もしかして妻が保険金狙いで僕の健康を……と思い悩んでいまして……。まさか、あの妻に限って……。

> ……。ケーキを食べながらいわれても、説得力がないっす。

Dr.K

カネヅカ先生

> ごっつぁんです！

> だから、ケーキは……。

Dr.K

生命保険とは

　生命保険は、生命にかかわる損失を保障することを目的とする保険です。一般的に死亡時に保険金が支払われる死亡保険のことを「生命保険」と呼んでいます。生命保険には3種類あります。

1．掛け捨ての定期保険
2．貯蓄型の終身保険
3．貯蓄型の養老保険

用語

掛け捨て

　満期保険金が出ず、掛け金がすべて保険会社の利益になります。支払った（掛けた）分だけ、捨てられるというイメージでよいです。途中で解約すれば、保障がなくなります。

3 生命保険に入るべきか

　まず、掛け捨ての定期保険について。支払った保険金は、基本的に返って来ないと思ってください（わずかに返戻金はありますが）。その代わり、月額の支払いが3つの中で最も安いです。死なない限りはほとんどお金が戻ってこないので、貯蓄性はゼロです。医師賠償責任保険も掛け捨てなので、イメージしやすいでしょう（図5-5／→p.244）。

　さて、問題は貯蓄型です。ちょっとややこしい。終身保険は、保障が生涯にわたって続くもので、払い込みが終わっても解約しない限り保障が続きます。**満期が存在しないので、死ぬか解約しない限り、保険金は返って来ません**。払い込みが終わって解約返戻金がグッとアップすることが多いので、その時点から解約する人が多いです（図5-6／→p.244）。

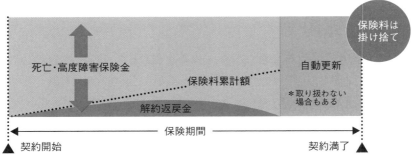

図5-5　定期保険のイメージ

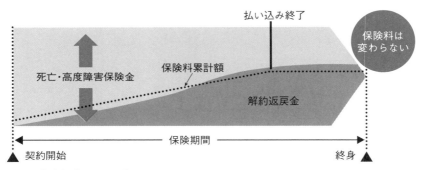

図5-6　終身保険のイメージ

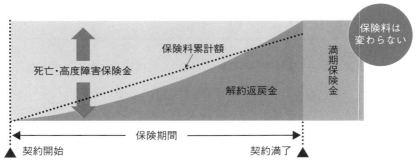

図5-7　養老保険のイメージ

　養老保険は、10年、20年などのように、保険期間が定められており、**期間内に死亡した場合は死亡保険金が、生存して満期を迎えた場合は満期保険金が支払われる保険**です。満期になれば必ず保険金がもらえるのが魅力ですが、月々の支払いは3つの中でいちばん高いです（図5-7）。

医師は生命保険に加入すべきか

　結論から書くと、医師に限らず、**残された資産だけでは暮らしていけない家族がいるならば生命保険に加入すべき**です。実家が資産家で、自分が亡くなっても妻や子どもが生きていけるのならば加入する必要はありませんが、資産がない若い時期ならば加入しておいたほうがよいです。自分が死ぬリスクは、患者から医療訴訟を受けるというリスクよりも低いですが、起こっては困る事象です。そのため、**あなたに家族ができた時点で加入することが望ましい**です。

> **格言**
>
> 財を遺すは下、事業を遺すは中、人を遺すは上なり。
>
> 後藤新平（政治家）

掛け捨て型 vs 貯蓄型

　これは、いまだに決着がついていない議論なので、個人的な見解を書きます。戻ってくるお金を考えると、貯蓄型の終身保険のほうが、払い込む保険料の総額は少なくて済みます。トータルの資産で考えるのならば、貯蓄型のほうが私は好きです。短いスパンで見ると掛け捨てのほうが安いですが、30年間で払い込んだ総額で考えると貯蓄型のほうがプラスになります。

　ただし、掛け捨て型よりも貯蓄型のほうが月々の保険料は4〜8倍ほど高くなります。掛け捨ての場合、月々3,000〜5,000円あたりのことが多いですが、貯蓄型はほとんどの場合、月々万単位の支出になります。そのため、経済的にキツイと思う人は、掛け捨てのほうがマシです。また貯蓄型の場合、途中解約すると、解約時に戻ってくる予定のお金が減るので注意が必要です。

　貯蓄型の保険は、要は貯蓄の部分と保障の部分に分かれているだけなので、使わないお金が銀行に直行するような家庭では、貯蓄型のデメリットはさほ

どありません。キャッシュフローが豊富な医師業の場合、なおさらです。**そのため、どのタイプの生命保険にしよう、とあまり思い悩む必要はありません**。

　投資が好きな人は、掛け捨てを選ぶと思います。保障部分だけをキープして、貯蓄はいらないから投資に回すという考え方です。間違ってはいませんが、ここは大きくこだわるポイントでもないように思います。私は、運用している額が大きいので、保険にかける貯蓄部分があろうとなかろうとどちらでもよいので、終身保険にしています。また、掛け捨ては気持ち的になんだかイヤだという人は、貯蓄型を選べばよいと思います。

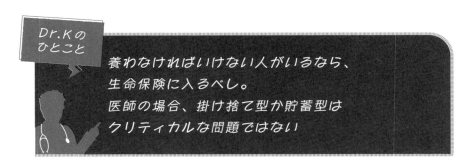

Dr.Kの
ひとこと

養わなければいけない人がいるなら、
生命保険に入るべし。
医師の場合、掛け捨て型か貯蓄型は
クリティカルな問題ではない

自殺したら保険金は支払われるか？

さて、よくドラマなどで見かける「オレが死ねば、生命保険がおりて……」みたいなシーンがありますが、あれは可能なのでしょうか。

実は、生命保険加入者が自殺してしまった場合、保険会社には免責事由があるため、基本的には保険金は支払われないことになっています。保険会社は、基本的に自殺に対して保険金を支払う義務はありません。

免責事由は保険法によって定められていて、①被保険者が自殺をしたとき、②保険契約者が被保険者を故意に死亡させたとき、③保険金受取人が被保険者を故意に死亡させたとき、④戦争その他の変乱によって被保険者が死亡したとき、がこれに該当します。

生命保険金を目的に自殺したかどうかの証明は確かに難しいのが事実で、仕事のストレスなどで思い悩んで自殺するというパターンもあるわけですから、このあたりは審査次第でなんとも言えないところです。

第6章

その他編

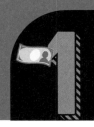

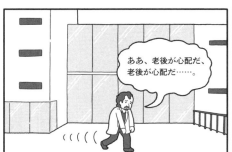

ああ、老後が心配だ、老後が心配だ……。

どうされましたか？

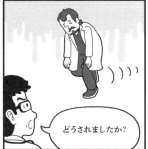

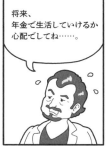

将来、年金で生活していけるか心配でしてね……。

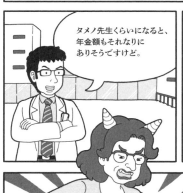

タメノ先生くらいになると、年金額もそれなりにありそうですけど。

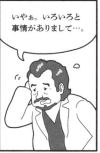

いやぁ。いろいろと事情がありまして…。

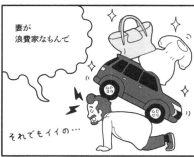

妻が浪費家なもんで

それでもイイの…

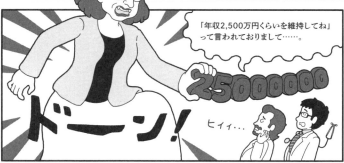

「年収2,500万円くらいを維持してね」って言われておりまして……。

25000000

ドーン！

ヒイィ…

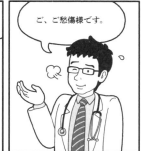

ご、ご愁傷様です。

「ねんきん定期便」が毎年届いていると思いますが、まぁ見にくいこと、見にくいこと。一番知りたいのは「将来、いくらもらえるのか」だと思うのですが、ごちゃごちゃしていてよくわかりません。

公的年金は、国民年金（基礎年金）と厚生年金に分けられます。また、公的年金加入者は収入形態に応じて、①第1号被保険者（自営業者など、自営業者の配偶者も含む）、②第2号被保険者（会社員、公務員など）、③第3号被保険者（第2号被保険者の配偶者で、専業主婦・主夫など）の3つに分類されます。勤務医はいわゆるサラリーマンですから、第2号被保険者に属します。年金の概要は、図3-6（→p.168）をご覧ください。

国民年金はいくらもらえるか？

20歳になると、国民年金の保険料納付が「義務」付けられます。そして、この国民年金が年金の「1階部分」といわれています。国民年金のみの平均支給月額は約5万5,000円です。納付期間の40年間を満額支払い続けると、これが約6万5,000円になります（年間で78万円）。もうここは年収が高かろうと低かろうとあまり変わらないので、気にしなくてよいです。

厚生年金はいくらもらえるか？

「2階部分」といわれる厚生年金です。多くの勤務医が加入しており、国民年金と同じように65歳から受け取ることができます（受給開始年齢を変えることも可能）。もちろん年収や勤続年数によって、年金支給額は変動します。日本の厚生年金の平均受給月額は約15万円ですが、「収入が多い医師はどうなのよ！？」ということが、どこのサイトにもなかなか載っていないですね。

というわけで、いろいろな資料をもとに、ざっくりですが早見表を作ってみました。さすがに40年働くというのは現実的ではないので、医師免許を取ってから最大30年まで働く想定にしています（表6-1／→p.252）。

表6-1　厚生年金早見表（1年あたりの額）

額面月収	勤続年数		
	10年	20年	30年
20万円	14万円	28万円	42万円
30万円	21万円	42万円	62万円
40万円	28万円	55万円	83万円
50万円	35万円	69万円	104万円
60万円	42万円	83万円	124万円
70万円	49万円	98万円	144万円
80万円	56万円	112万円	164万円
90万円	63万円	127万円	185万円
100万円	70万円	141万円	205万円
110万円	77万円	155万円	225万円
120万円	84万円	169万円	246万円

　たとえば、賞与を含めた平均額面月収100万円の勤務医が30年しっかりと働き、国民年金の保険料を40年間満額納めていれば、公的年金は合わせて年額283万円受け取れる計算になります。1ヶ月あたり約24万円です。

　医師のみなさんにとっては、ちょっと少ないでしょうか。

格言

若いときは、金こそ人生で最も大切なものだと思っていた。
今、年を重ねてみると、その通りだと知る。

オスカー・ワイルド（詩人、作家、劇作家）

開業医の年金はどうする？

　開業医は自営業ですので、厚生年金がありません。そのため、たとえば国が運営する国民年金基金に加入します。これは、厚生年金と国民年金の年金額の差を解消するために創設された基金でもあります。

また、日本医師会が運営している「医師年金」というものがあります。医師年金は日本医師会会員であれば誰でも加入でき、加算年金保険料はいくらでも増やせます。老後の年金の受け取り方法を選ぶことも可能です。そもそも、現役世代が高齢者を支える公的な年金制度とはまったく理念が異なり、自分で積み立てた分を将来自分で受け取るという積立型の年金なのです。医師年金のデメリットは、公的年金やiDeCo（個人型確定拠出年金）とは違い、掛け金が所得控除の対象にならない点です。

　また、従業員数による加入の縛りなどがありますが、個人立の開業医であれば「小規模企業共済」に加入し、引退後に分割払いで年金として受け取るというパターンもあります。

　小規模企業共済の掛け金は所得控除の対象となり、分割で受け取る際は「公的年金等の雑所得」として、公的年金等控除で差し引くことができます。

年金をもう1階、積み立てよう

　大企業では、企業年金などの独自のシステムがあるのですが、よほど大きな私立病院グループでない限り、もう1階積み立てるには、自力で手続きを進めないといけません。もし、勤務医や開業医が年金を増やすために行うのであれば、個人年金やiDeCoがそれに該当します。なお、私はiDeCoを満額積み立てています。iDeCoは節税できるだけでなく、将来の年金も確保できるので、オススメです。なお、iDeCoについては165ページに記載しています。

医師が老後にそれでも働くワケ

　65歳からもらう年金ですが、先ほど勤務医の場合、約24万円とシミュレーションしました。たとえば専業主婦の妻がいる場合、ここに妻の国民年金6万5,000円が加わるので、月30万円くらいでしょうか。うーん、医師のみな

さんには、なんだか足りませんかね。老後も非常勤医師として働く医師が多いのには、こうした理由もあるのかもしれません。

　ちなみに年金は、定年後の所得補償という名目で支給されるので、実は受給中に47万円超の所得〔年金月額と総報酬月額相当額（厚生年金の被保険者として働いている場合）の合計〕を得てしまうと、所得額に応じて老齢厚生年金がカットされていきます。そのため、厚生年金をもらいながら常勤医師として勤務することはほぼ不可能なのです。非常勤の場合は、厚生年金に加入しないので、年金カットの対象にはなりません。

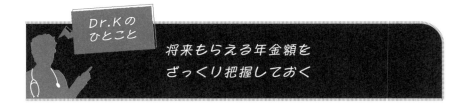

Dr.Kのひとこと

*将来もらえる年金額を
ざっくり把握しておく*

2 論文執筆で残業代が出るの？

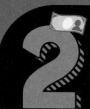

くれか先生

学会発表の準備がたいへんですぅー！

学会は明日じゃなかった？　夜遅くまでかかっちゃうね……。

Dr.K

くれか先生

残業代、プリーズ！

いや、ほんと、これはね、日本全国で問題になっているんだよ。

Dr.K

くれか先生

ドクターKがそこで見ているゲスそうなマネーのコラムは、業務デスカー？

私は、き、金融内科ですから！　これが仕事なのです！

Dr.K

2022年2月、とある病院で医師たちへの残業代の未払いが発覚し、追加支給が決まったというニュースがありました。「論文執筆や学会の準備などで行った時間外労働の手当がきちんと支払われていなかった」とのこと。これには最初、かなりの衝撃を受けました。なぜなら、そもそも論文執筆や学会発表の準備で残業の申請をしている勤務医など、ごく少数だと思っていたからです。

2023年8月、関西のとある病院で研修医が過労のため自殺したという報道がありました。ここでも、学会発表については「病院にいた時間がすべて労働時間ではなく、『研鑽』の時間も含まれている。学会発表も当院からの指示ではなく、当院が指示した範囲では業務量は適切だった」というのが病院側の見解となっています。

うーむ。上司から「時間外にやれ」と言われたならともかく、ほとんどの論文執筆や学会発表の準備は研鑽の範疇だと理解されているのではないでしょうか？　それとも、研鑽などとぬかしている私は、もう時代遅れの昭和人間なのでしょうか……？

2024年4月に本格的施行となった「医師の働き方改革」について解説したいと思います。

36（さぶろく）協定

まずは、労働者の時間外労働（残業）について整理しましょう。ここで外せない知識が、「36（さぶろく）協定」です。36協定とは、労働基準法36条に基づく労使協定のことで、法定労働時間である1日8時間・週40時間を超えて働く場合に「うちの職場は時間外労働が、これくらいありますよ」という合意が必要になります。労働基準監督署に36協定締結の届け出をせずに時間外労働をさせた場合、事業者には6ヶ月以下の懲役または30万円以下の罰金が課されるという非常に重いものです。

36協定で定める休日・時間外労働時間には罰則付きの上限があり、月45時間かつ年360時間（月平均30時間）とされています（臨時的な場合は別に規定されています）。この上限規制は、すでに大企業は2019年4月から、中小企業は2020年4月から導入されています。2024年4月から「医師の働き方改革」の新制度が適用され、年間の時間外・休日労働時間が原則960時間以内、月100時間未満に制限されました。ただ例外的に、医師不足の地域で緊急性の高い医療行為に従事する医師や、初期・後期研修医については、最大1,860時間、月100時間までとなっています。

　医療の世界では、たまに36協定を結ばずに、医師に法定労働時間を超える勤務を課している事案が存在しますが、これはもっての外です。一方で、「月45時間以下かつ年360時間以下」のラインを超えないように運用されている病院も結構あり、「月30時間以上の超過勤務の申請をしないように」と水面下で医師に通達している病院も存在します。ぶっちゃけると、私の勤務している病院でも、そういう通達があった時代がありました。

　研修医や専攻医が、専門医などの資格を取得するために、症例をまとめたり学会発表の準備をしたりする際、上司の命令や指導に基づいて行うなら、それは業務でよいと思います。ただ、これが業務だと正々堂々と公言できる医師はいないため、「まぁいいか」と研鑽で済ませているのが実状でしょう。

「研鑽」とは？

　とはいえ、病院の機能を保つためには専門医・指導医の取得と維持が必要です。病院から取得しろとは言われなくても、自分で取得しておきたいなぁくらいに考えている医師もいるかもしれません。

　中には論文を書くのが好きだったり、講演や学会発表がライフスタイルの一部になっていたりする医師もいると思います。そのため、同じ業務であっても、医師によってとらえ方が違う業務を時間外労働と認定してしまってよ

いのか疑問が残ります。論文執筆を労働時間にしてしまうと、数日で執筆して一発でアクセプトされてしまう優秀な医師よりも、執筆に何ヶ月も時間がかかって何度もレビュアーとやり取りする医師のほうが、たくさんの残業代をもらえてしまいます。なんともおかしな話です。まぁこれは、「医師の働き方改革」全般にいえることですが……。病棟や医局でダラダラ過ごして、仕事が遅い人が残業代をたくさんもらっているというのは、病院経営の観点からはよくないですもんね。

医師の「研鑽」は、①一般診療における新たな知識、技能の習得のための学習、②博士の学位を取得するための研究および論文作成や、専門医を取得するための症例研究や論文作成、③手技を向上させるための手術の見学、がいわば3類型として挙げられてきました。しかし、厚生労働省労働基準局は2024年1月に、このうち研究などを労働時間と認めることを通知しました。具体的には以下のような場合が挙げられます。

・本来業務に不可欠な準備や後処理として教育・研究を行う場合
・本来業務として行っている教育・研究と直接の関連性がある研鑽を所定労働時間外に上司の明示・黙示の指示の下に行う場合

つまり、上司の明示または黙示の指示による学会発表だけでなく、自身の研究のための論文執筆も労働時間として扱われることになります。「黙示の指示」というのはわかりにくい表現ですが、直接的な命令がなくても研鑽をしなければならない状況に置かれることを指します。

ただし、「ちょっと、論文書いてみようかな」ということで後ろ向き観察研究を自施設で始め、それに費やす時間すべてが時間外労働として認められるかどうかは病院によりけりかと思います。とにかく、これまでフワっとしていたところに結構ざっくりとメスが入った印象です。

もし勤務先と残業に関して争うことになった場合、業務が命令なのか、そ

うでないかは、水掛け論になるかもしれません。もちろん、そこまでして職場と争いたい医師は多くないと思いますけど。一方で、勉強会に近い形の症例検討カンファレンスや、NCD（National Clinical Database）への入力時間など、病院によって解釈がまちまちな業務もあるでしょう。今後、議論が積み重ねられていくべきだと思います。しかし、あまりに研鑽部分を残業と認めてしまえば、病院の経営自体が成り立たなくなる可能性があったり、将来的に医師の固定給が減額されたりと、いろいろ余波が出てくる可能性があります。ゆえに、デリケートなこの問題、実はあまり声高に叫ばないほうがよいのではないかと思っている医師も多いと思います。

いち勤務医としての正直な気持ちとしては、「面倒だな。多少はどんぶり勘定でもいいのに」なんて思いますが、そんなこと言っていると私も老害と呼ばれてしまうかもしれません。時代に合わせなきゃ。

格言

生き残るのは最も強い者や最も賢い者ではなく、
変化に最もうまく対応できる者だ。

チャールズ・ダーウィン（地質学者・生物学者）

アメリカの場合

アメリカで勤務している医師何人かに話を聞いたところ、日本の残業という概念は、非常に特殊であることがわかりました。

個人差はあるでしょうが、簡単に言えば、日本の医師のほうが圧倒的に勤務時間は長いです。それに対し、アメリカの医師は日本以上に忙しく勤務しているイメージです。アメリカの研修医は、週に1回、丸24時間以上勤務しない時間が確保され、週80時間を超えて働かないようにシフトが組まれています。ACGME（米国卒後医学教育認定評議会）に過労が告発されれば、その病院は研修医採用停止となるので、病院もペナルティーを避けるために働き方には

かなり慎重に対応しているようです。

　また、アメリカの医師は完全シフト制です。主治医制ではないですし、決められた時間を超えて勤務することはほとんどありません。そのため「残業代」という概念がそもそもありません。アメリカは評価社会ですから、残業していると「あの人、頑張っているね」というより、「時間内に仕事を終わらせられない人だ」という目で見られてしまうので、ここら辺が日本と全然違うみたいです。

　日本は病院である程度以上のポジションにならないと、年俸制の契約にはならないことが多く、なんとなく常勤医として、ある程度残業しながら働いている人が多いと思います。年俸制になっても、残業代が出ない大義名分を作るだけになっていて、実質、夜遅くまで働いている勤務医が多いのが現状です。

　しかし海外では、勤務時間の中にどのくらい学術的な活動を含めるのかといったパーセンテージを割り振る条項を盛り込み、両者が合意した上で労働契約を結ぶのが一般的だとのこと。こちらのほうが学術的活動にも打ち込みやすいだろうなと思います。そろそろ日本も、アメリカを見習う時期が来たのかもしれません。

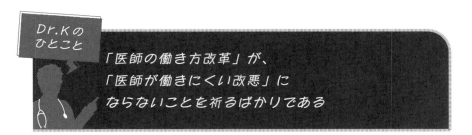

Dr.Kの
ひとこと

「医師の働き方改革」が、
「医師が働きにくい改悪」に
ならないことを祈るばかりである

3 医師と離婚

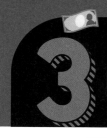

くれか先生

> K先生、聞いてくださいよ、彼氏が浮気したんです！

なんですと！　それはひどい！

Dr.K

くれか先生

> 彼氏、小学校の先生なのに、許せない！　もう別れるしかない！

浮気というのは、やはり肉体関係ということですか……（ゴクリ）。

Dr.K

くれか先生

> そうなんです、手を……、手をつないでいたんです。

…ん？　手…？

Dr.K

くれか先生

> 児童と手をつないで歩くことがあるんです！

ズコー！

Dr.K

医師と離婚と財産分与

　財産分与とは、「婚姻期間中に夫婦で形成・維持してきた財産」については共有財産として、相手方に対して財産の分与を請求することができるという、民法上の規定です。ただ、法的拘束力はなく、離婚の際に必ずしなければならないわけではありません。ここで重要なのは、離婚の際に手元にある財産すべてが対象ではなく、夫婦のそれぞれが保有するとみなされる個人的な財産は含まれないということです。

〈対象となる財産〉

1. **現預金**：結婚後に発生した収入は、基本的にすべて共有財産の対象になります。そのため、たとえば婚姻中の生活費を夫名義の口座で管理していた場合も、夫が名義人だからといって、夫個人の資産になることはありません。また、退職金についても共有財産の対象になります。もう少ししたら退職だという場合も、離婚時に退職していなくても、将来、退職金に相当する額のうち共有財産とみなされる範囲は請求可能です。

2. **不動産**：結婚後に購入した土地や住宅などの不動産は、共有財産になります。

3. **固定資産・有価証券・現物資産**：自動車や有価証券などに加え、絵画、骨董品、ジュエリーなど値打ちがあるもの、家具や電化製品など生活に必要なものまで、一定の経済的価値が認められるものについては、婚姻期間中に取得したものであれば、すべて共有財産となります。それなりの価値があるものは別ですが、離婚の際に家の電化製品をすべて査定するようなことにはならないでしょうけど……。

4. **年金・保険年金**：婚姻期間中に納付実績がある分のみ分割する必要があります。結構面倒です。また、婚姻中に終身保険や子どもの学資保険などに加入した場合についても、これらを解約することで払い戻される返戻金は、共有財産として扱われます。

みなさんご存じの通り、基本的には財産分与の割合は「半分ずつ」です。離婚成立時別居時における共有財産額の2分の1ずつというのがゴールドスタンダードです。具体的な分与について見ていきましょう。

①清算的財産分与

婚姻中に夫婦が共同で築いた財産を、公平に分配することです。一般的に財産分与というのは、この清算的財産分与のことを指します。先ほどの「半分ずつ」というのは、この清算的財産分与の考え方に基づきます。

専業主婦であっても、夫が仕事をしている間に家のことをしているわけですから、基本的に2分の1をもらえる権利があるというわけです。夫がかなり高収入の医師の場合、専業主婦業の割合がそこまで高くないと判断されれば、夫の医師としての貢献度が高くなる可能性もありますが、あまりここをゴネると、トラブルになります。

②扶養的財産分与

離婚した後の生活に経済的な懸念がある場合、金銭を補充して片方の離婚後の生活維持を目的とする「扶養的財産分与」という考え方があります。あくまで大人としての良心に頼っている分与ではありますが、離婚後にこれまでのように働けない理由がある場合もありますので、結局、双方が話し合って決めていく必要があります。

③慰謝料的財産分与

知り合いの医師で、不倫のために離婚した人がいますが、通常の財産分与とは別に、慰謝料の請求がなされます。この慰謝料を金銭ではなく、家や土地などの財産を分与する形で支払うことを「慰謝料的財産分与」といいます。

ところで、夫も妻も医師で、各自で財産を管理してお互いが必要な生活費を支出しているようなケースで、「家事労働に主に妻が従事してきた」と判断されれば、妻の分与の割合が増えるかもしれません。実際にそういう判例[※]が

あります（東京家裁平成6年5月31日審判）。

※この判例の場合は作家と画家ですが。

　離婚危機にある人は、財産分与に際してどのくらいの割合になるのか、分与すべき額がどれくらいになるのか、自分なりに試算しておくべきかもしれません。

医師と離婚と養育費

　私の知り合いで、いろいろな理由があって離婚した後、養育費を月40万円ほど支払っている医師がいます。開業医なので、なんとか支払えているそうですが、「まさかこんなにツライとは……」とヒイヒイ言っています。

　養育費とは、離婚後も、子どもが経済的に自立できるようになるまで、監護権のない親が負担する養育に必要なお金のことを指します。養育費は、家庭裁判所が公表している「養育費算定表」に基づいて算定されます。法的な効力はなく、あくまで目安に過ぎません。そのため、離婚する夫婦の合意内容によっては、この目安金額よりも多くなったり少なくなったりします。

　以下のような、シミュレーションが可能です。特に夫の不貞で離婚したような場合、以下のCASEの金額を下回ることは難しいと思います（冒頭の私の知り合いは不倫でした……）。夫が支払うことが前提になっていますが、日本の養育費の構造は、ほぼそういうケースですので、あしからず（これには親権の問題が絡みます）。なお、同じ年収だと、給与所得者（勤務医）より自営業者（開業医）のほうが、支払うべき養育費が高くなります。これは自営業者のほうが、手取り額が多くなるからです。

〈CASE 1〉
夫：勤務医 年収1,200万円、妻：専業主婦、子ども：2歳、5歳

養育費……月22〜24万円

〈CASE 2〉
夫：勤務医 年収1,500万円、妻：専業主婦、子ども：1歳、4歳、7歳
養育費……月30〜32万円

〈CASE 3〉
夫：開業医 年収1,500万円、妻：専業主婦、子ども：7歳、10歳、15歳
養育費……月40〜42万円

　上記算定表には、高額年収の場合どうするのかという目安が記載されていません。医師は年収が2,000万円を超えることもあります。

　支払う義務者の年収が3,000万円、5,000万円とどんどん上がっていくと、養育費も青天井に上がるというわけではなく、基本的には打ち止めにすべきだという考え方があります。そのため、ケタ違いの養育費を取られるということはなく、個人的には高くても40万円台で済んでいるケースが多いように思います。

　ただ、**子どもが私立学校に行っている場合は注意**です。特に子どもが3人いて全員私立となると、実際にびっくりするくらい養育費がかかっています（当然ですが）。前述した通り、算定表はあくまで目安で、最終的には夫婦の合意内容によるので、正当な理由の下で高い養育費を求められるかもしれません。

　加えてこの養育費、一般的には子どもが成年になるまで払い続けるのですが、状況によっては「大学を卒業する22歳まで」となることがあります。もし子どもが現役で大学医学部に入っていたら、6年制ですので「24歳まで支払い」となるケースもあり得るのです。

支払う義務者の年収について、病院の給与だけでなく、それ以外のアルバイト収入や講演料、原稿料・印税、不動産収入なども総合的に加味される点にも注意が必要です。

女性医師が離婚する場合、特に相手がそこまで高年収でないと、もめることが多いようです。いざ払うとなったとき、「君のほうが年収は高いのに、おかしい。養育費といいながら、君たちが裕福に暮らしたいためだろう」などとゴネてくるケースもあって、結局、満足な養育費がもらえないこともあるそうです。

大事なのは、初動で権利はしっかりと主張して、公正証書に残すことです。これがないと、あとでもめても、なかなか互いの意見のすり合わせがうまくいきませんし、悔恨を残すのは精神的にもつらいでしょう。

Dr.Kの
ひとこと

離婚には高い養育費がついて回る。
万が一離婚することになったら、
自身の権利はしっかりと主張すること

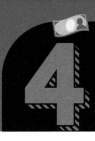

4 患者からの謝礼金は確定申告する必要があるか?

カリタ先生

K先生は、患者さんから謝礼金をもらったりするんですか?

な、何を急にッ! わ、私は、患者から、一度たりとも謝礼金なんて、もらったことなんてないなんてッ!

Dr.K

カリタ先生

じー……、アヤシイ……。

さ、さてっ、昼ごはんでも食べに行こうかなッ!

Dr.K

カリタ先生

…、やっぱりアヤシイ…。

な、なんならカリタ先生も一緒にいかがかな。いい感じのお店を見つけたんだ…よ…。

Dr.K

ほとんどの医師がもらった経験がある「袖の下」

　医学生のみなさんは、「まさかそんなことはないだろう」と思っているかもしれませんが、謝礼金を渡してくる患者がいます。どれだけ避けていようとも、必ず遭遇します。患者から謝礼金の入った封筒を渡された経験が一度もない、という医師はおそらくゼロだと思います。

　選択肢は2つしかありません。**受け取るか、受け取らないか**です。

　今の社会通念上、受け取らないのが正解、というか、そうあるべきとされています。医師は聖職ですからね……。しかし、そんなキレイゴト、この本で語りたくはありません。「渡されたことはあるが、一度も受け取ったことがない」という強いポリシーを持った医師もいますが、白衣のポケットに突っこんで逃げていく患者家族だっています。断ろうとしても、「せっかくの気持ちなのになぜ断るのか！」と怒る方もいらっしゃいます。

　日本医師会は「医師の職業倫理指針（第3版）」で、「患者から謝礼を受け取ることは、その見返りとして意識的か否かを問わず何らかの医療上の便宜が図られるのではないかという期待を抱かせ、さらにこれが慣習化すれば結果として医療全体に対する国民の信頼を損なうことになるので、医療人として慎むべき」としています[1]。

　過去の日経メディカルオンラインの調査では、謝礼金を「基本的に受け取っている」医師は38％で、「基本的に受け取らないが断れないときもある」を加えると、8割近くの医師が患者から謝礼金を受け取っていることが明らかになっています（図6-1）。

　同様にエムスリーが、医師会員1,048人で調査したところ、「基本的に受け取る」「必ず受け取る」を合わせると約4割で、「基本的に断る」「必ず断る」は5割弱という結果でした（図6-2）。

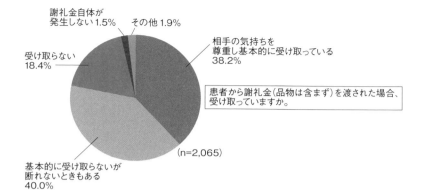

日経メディカル. 医師1000人に聞きました　医師2065人に聞いた、患者からの謝礼への対応「気持ちを尊重して受け取る」が約4割. 2014.
https://medical.nikkeibp.co.jp/leaf/mem/pub/series/1000research/201404/535925.html より引用
（2024年1月28日閲覧）

図6-1　患者からの謝礼金を受け取るか受け取らないか

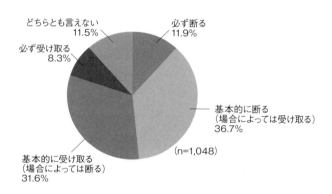

エムスリー. 患者からの「心付け」、約4割が「受け取る」または「基本的に受け取る」. 2023.
https://www.m3.com/clinical/news/1121976より引用（2024年1月28日閲覧）

**図6-2　実際に患者から「心付け」を受け取るよう依頼を受けた場合、
　　　　どのように対応されていますか？（単一選択）**

　患者にもよりけりですが、封筒には2〜5万円入っているのが相場とされています。さて、このいわゆる「袖の下」は確定申告すべきでしょうか？

謝礼は所得なのか贈与なのか？

　医学生や研修医のみなさんは、謝礼金のイメージがわかないと思うので、わかりやすく結婚式のご祝儀について考えてみましょう。結婚式のときにご祝儀を持っていきますよね。3万円くらいでしょうか。さてこのご祝儀、受け取った側にとっては**所得**に該当するのでしょうか？

　実は、結婚式のご祝儀は「所得」ではなく「**贈与**」に該当します。個人からの贈与です。相続税法では、「個人から受ける香典、花輪代、年末年始の贈答、祝物又は見舞い等のための金品で、法律上贈与に該当するものであっても、社交上の必要によるもので贈与者と受贈者との関係等に照らして社会通念上相当と認められるものについては、贈与税を課税しないことに取り扱うものとする」と書かれています。ご祝儀は贈与にあたるものの、社会通念上、妥当な程度であれば非課税にするということです。そのため、結婚式のご祝儀に限らず、個人からもらったお見舞金やお祝いなどは、贈与税の対象外となります。これに準じて、お歳暮、お年賀、お年玉などには税金がかかりません。

用語

贈与

　贈与は、基本的には生きているときに、贈与者が「あなたにお金をあげます」と意思表示をし、さらに、受贈者が「あなたからお金をもらいます」と意思表示をすることで、成立します。

贈与において税務署への申告と税金の納付が必要になるのは、

・1年間の合計が110万円を超える場合
・社会通念上相当と認められない場合

のいずれかを満たす場合です。

さて、問題は患者からの謝礼金が贈与に該当するかどうかです。税務署の答えは残念ながら、「**ＮＯ**」です※。

※３つの税務署に確認しました。なお、税務通信にも2010年に記事があり、参考にしました〔「医師等に対する心付け」（週刊税務通信 No.3130／2010.09.13号），税務研究会〕。

謝礼金が「自分の財産を無償で提供する行為＝贈与」として認定されるのであれば、１年間の合計金額が110万円（贈与税の基礎控除）に満たなければ問題はありません。しかし、謝礼金が「医師の職務に関連した付随収入である」と考えられるのならば、これは所得として申告しなければいけないのです。所得税法で規定された所得の種類は全部で10あります。利子所得、配当所得、不動産所得、事業所得、給与所得、退職所得、山林所得、譲渡所得、一時所得、雑所得です。この中で、**患者からの謝礼金に該当するのは雑所得**です。

勤務医であれば、謝礼金の総額が年20万円を超えるようならば、確定申告する必要があります。ほかに原稿や講演などの雑所得があり、すでに20万円を超えているようなら、１回でも謝礼金をもらった時点で確定申告の義務が発生します。開業医の場合は、事業所得に100％計上しなければいけません。

ただし、個人的な謝礼金の場合、たとえマイナンバーをフルに活用したとしても、税務署が把握することは絶対にできません。そのため、確定申告するかどうかは、医師個人の良心にゆだねられている部分があります。そして、私の知る限り、患者からの謝礼金を確定申告している医師はゼロです。一度たりとも申告している医師に出会ったことはありません。

国公立病院の勤務医は特に注意

特に国公立の病院、特に公務員に該当する人は注意してください。国家公務員倫理法の第１章第３条において、医師を始めとする国家公務員は、「法律

により与えられた権限の行使にあたっては、当該権限の行使の対象となる者からの贈与等を受けること等の国民の疑惑や不信を招くような行為をしてはならない」と記載されています。具体的な罰則があるわけではありませんが、確定申告うんぬん以前に、そもそも受け取るべきでないというのが正しい解釈です。

この倫理規程に基づいて懲戒処分を受けるかもしれないですし、状況によっては賄賂罪に問われる可能性もあります。ちなみに、「お金を渡すので○○してください」という治療行為の請託（せいたく）が患者からあった場合は、この賄賂罪はさらに重く扱われます。

2014年、兵庫県のとある公立病院の院長が患者から1回2〜3万円の謝礼を8年前から計約50万円受け取っていたことがわかり、院長職を辞しました。彼はこれにより十分な社会的制裁を受けたと思いますが、「こんなくらいで辞職！？」と同情する医師も多いかもしれません。それほど、謝礼金を受け取るという行為は注意しなければいけません。

ちなみに、私はお金に困っているわけではないので基本的に受け取っていませんが、白衣に封筒を突っ込んで逃げていくケースは避けようがないと思っています。もうそうなると、拾得物として届けるべきなんだろうか。何が正しいのやら……。

格言

> 感謝は、過去を意味あるものとし、
> 今日に平和をもたらし、明日のための展望を創る。
>
> 　　　　　　　　　　メロディ・ビーティ（作家）

モノはどうか？

これも社会通念上ですが、「家の畑で採れた野菜を持ってきました」という

のは、受け取ってよいとされています。ということは、現金ではなくモノならOKということでしょうか？

では、菓子折りは？　Amazonギフト券は？　株式は？　プラチナは？ジュエリーは？

日本医師会の議論においても、「できるだけもらわないほうが良い。特に現金や商品券などは良くない。しかし、自分の家で取れた野菜や心尽くしの品物などは、断ることで人間関係を悪くする恐れもあり、臨機応変で対応すべき」と記載されており[2]、境界線はなかなか規定できないと考えられます。

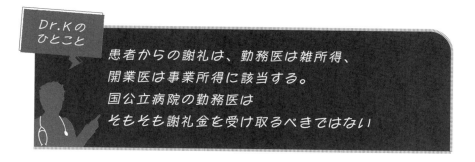

Dr.Kの
ひとこと

患者からの謝礼は、勤務医は雑所得、
開業医は事業所得に該当する。
国公立病院の勤務医は
そもそも謝礼金を受け取るべきではない

【参考文献】
1）日本医師会. 医師の職業倫理指針［第3版］. 2022.
　　https://www.med.or.jp/doctor/rinri/i_rinri/000250.html（2024年1月28日閲覧）
2）日本医師会. 医の倫理の基礎知識 2018年版【医師と患者】B-14. 患者からの謝礼. 2018.
　　https://www.med.or.jp/doctor/rinri/i_rinri/b14.html（2024年1月28日閲覧）

第6章　その他編

4　患者からの謝礼金は確定申告する必要があるか？

患者が差し出した札束

　私がこれまで勤務した病院の一つの話です。まだ医師になって間もないころ、担当していた患者が、大企業の元代表取締役だという資産家だったのです。手術はうまくいき、上級医が彼の部屋に挨拶に赴いているのを見かけました。たまたまドアが半開きだったので、"見えてしまった"。

　患者が札束を1つ、医師にポンと手渡していたのです。奥さん、あ、あ、ありゃあ100万円ですぜ！　医師は無言でそれを受け取り、ポケットに入れていましたが、果たして確定申告したのだろうか……。真実は闇。

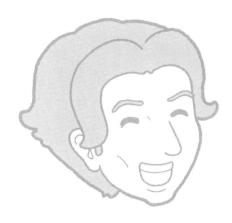

5 "億り人"ドクター

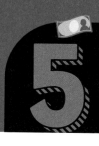

タメノ先生
8,752まーい、8,753まーい、ああ……、まだ1億に足りない……。

タメノ先生、こんにちは。相変わらず、現金を数えるのが好きですね。

Dr.K

タメノ先生
K先生は、億り人なんですか？

そうですね！　現金はちょっとしかないけど、有価証券もろもろで……。

Dr.K

タメノ先生
億り人、うらめしやー

ひぃっ！！

Dr.K

第6章　その他編

5　"億り人"ドクター

億り人とは

「おくりびと」という言葉があります。2008年に公開された滝田洋二郎監督の映画タイトルですが、投資の世界では別の意味で使われています。それは、**投資によって資産1億円を達成した人のこと**です。「億り人」ということです。まぁ、つまるところただのダジャレです。ちなみに、資産10億円を達成することを「自由億」なんて呼ぶ個人投資家もいます。10億円あれば自由になれる、という意味合いが込められています。

資産1億円は個人投資家にとって1つの壁といわれています。1億円あれば、老後は問題なく生活できるだろうというレベルですし、うまく運用すれば配当金だけで年間300万円ほど収入が得られます。しかし、医師は収入だけで資産1億円を達成できる可能性が高いので、資産運用でわざわざ億り人になろうという人はほとんどいません。

億り人の厳密な定義は決まっていませんが、基本的には運用資産から投資元金を差し引いて、純増分が1億円以上の場合にそう呼ぶことが多いです。つまり、300万円の元手から1億300万円まで増やした場合にそう呼びます。なお、9,000万円の投資信託を1年間運用して1億円になった人のことを、億り人とは呼ばないことが多いです。まあ、そのあたりの定義はどうでもいいです。

私がSNS上で情報交換している個人投資家の多くは億り人で、マネー雑誌などにもよく顔を出しています。中には100億円レベルの個人投資家もいます。巨額の資産を持っている個人投資家からすれば1億円なんてはした金かもしれませんが、医師にとっても一つのあこがれのラインなのです。

昔と比べてインフレが進み、見かけ上の資産が増えた人も多く、1億円というのは医師にとっても十分達成可能な額かと思います。

私の知り合いの実際の"億り人ドクター"の生活をご紹介しましょう。

多忙な外科医が集中投資で億り人に

　私が直接、株式投資を教えた医師は合計10人くらいで、そのうち現在も投資を続けているのは半分の5人です。なかなか継続できない理由は、理論はわかるものの、楽しさを見出すことができないためです。

　多忙な外科医に、株式投資を教える機会がありました。デスクが近かったということもありますが、基本的な理論や売買タイミングなどを自分なりに伝授してみました。

　しかし、彼はとてもビビりな性格で、損失拡大前に売ることができるという点で個人投資家としては重要な素質でもあるのですが、売買が早すぎるという欠点がありました。少し利益が出たらすぐ売ってしまう、少し損失が出たらすぐに売ってしまう。これだと、資産は全然増えていきません。

　彼は外科レジデントの立場で、次第に多忙になっていきました。当然、昼間に株式売買ができなくなっていきました。そりゃそうです、相場が空いているのは平日昼間なんですから。手術が終われば、終値を見て確認するだけです。

　彼は、ビビりの割に集中投資を心がけていたため、銘柄管理しやすかったことが幸いしました。アベノミクス前、オリックス（銘柄コード：8591）と三井物産（8031）にほぼ全振りしている状態だったのですが、これは非常に良い銘柄選択だったと思います。配当利回りもよく、「戦争が起きても、このあたりは持ちっぱなしでいいかもしれません」と伝えていました。

　コロナショックで結構下がった銘柄たちでありますが、その後、円安時に株価は上昇しており、2021年に「億り人になりました」と連絡が来ました。

そこから、さらにオリックスと三井物産の株価は上がっているので、2億円くらいにはなっているんじゃないでしょうか。

　こういうときに売って現金にするか迷うところですが、彼なら年500〜600万円の配当金をもらい続けるほうを選ぶかもしれませんね。

30億円の資産を持つ指導医

　私が若手医師のころ、私に株式投資を教えてくれた"師匠"のような医師がいました。当時、彼は私より10歳上で、何億円かを運用していたように思います。土・日曜にカフェに行っては、彼に投資手法を教えてもらっていました。

　ある日のことです。彼がトイレに立った瞬間、テーブルに置いてある「四季報」を盗み見る機会がありました。四季報というのは、正式には『会社四季報』といいます。上場企業の特色、注目材料、業績、財務などをチェックできる年4回の季刊誌です。今ではダウンロード版も発売されていますが、分厚い辞書のようなこの四季報を持ち歩く個人投資家はまだまだ多い。四季報の中は目がチカチカしそうなくらいビッシリと文字が埋まっています。財務諸表や損益計算書を読めるようになると、四季報の内容を理解できるようになるのですが、初心者のころは六法全書とたいして変わらないくらい、難しい本のように感じます。個人投資家としてのハードルの一つは、この四季報を読めるかどうかです。

　私は、師匠が保有している銘柄のページに赤や黒の付箋をつけていることを知っていたので、彼がトイレに立ったときに、パラパラと四季報をめくり、付箋がついている3、4銘柄を記憶しました。まあ、思い返せばゲスなことをしたものです。人の財布の中に、いくらお金があるのか盗み見たようなものですから。そして私は、彼が保有していると思われる銘柄を買いました。その銘柄は当時、多くの個人投資家が保有していた人気銘柄でした。

買った後からその株価はジワジワと上昇していき、わずか1週間で買値から＋10％まで到達しました。「さすが師匠の保有している銘柄は違う！」と喜んだ、その直後でした。その企業はとんでもない決算を発表したのです。年度末の利益が、想定の半分くらいになるという下方修正です。翌日、株価は一気に20％下落し、私は大きな痛手を負いました。「なんだよ、師匠の株、ダメじゃんか！」私は自分でその企業のことを調べることもせず、プロの買っている銘柄に間違いはないという盲信で、大切な資産を投じていたのです。自分の大事なお金を他人まかせにしていたのです。完全な逆恨みでした。

　その後、次第に師匠とは距離を置くようになり、いつの間にか連絡を取らなくなってしまいました。師匠はどうやら、私がその銘柄を買っていたことを薄々気づいていたようでした。

　自分で精査した結果、知り合いの投資家と同じ考えに至り、同じ銘柄を保有することは、もちろん問題ありませんし、よくあることです。私が現在たくさんのお金を投じている企業も、当然ながら個人投資家の知り合いの何人もが保有しています。仮に、この企業の株価が下がって自分が大きな損をしても、自分の判断が間違っていただけですから、あきらめも付きますし、教訓にもなります。しかし、当時の私のように「知り合いが持っているから、私も保有しよう」という安直な理由で株を買うと、損失を出したときに納得がいきません。そして、その負の感情の矛先は、その知り合いに向かいます。

　──何年か前、師匠にふたたび会うことができました。実は、投資家として再会したわけではなく、向こうがとある疾患の研究会の座長、私が講演に招聘されたのです。研究会は、何ごともなく過ぎていきました。懇親会が終わった後、昔のようにカフェで師匠と2人きりになる時間がありました。

　師匠：「──で、株式投資のほうは続けているのかい？」
　私　：「はい。おかげさまで……。アベノミクスがラッキーでした」
　師匠：「経済環境がどうであろうと、資産を伸ばせたのなら、それは君

の実力だよ」

私　：「ずっと言えなかったことなのですが、一度師匠の四季報をこっ
　　　　そりのぞき見たことがあるんです、申し訳ありませんでした」

師匠：「あはは、別に四季報なんて、見せろと言われたら、すぐに見せ
　　　　ていたさ。見られたくないものを、わざわざ机の上に置きっぱ
　　　　なしたりしないよ」

　ずっと心残りだったことが氷解した気がしました。それから、別れ際に、握手を交わしました。話のついでに、現在の運用資産額を聞いてみると、彼は右手の指を3本立てました。3億円かなと思っていたら、彼は「30億円だよ」と答えました。私よりもやはりはるかに先を行っていました。「でも、ここから先はもう増やしても、たぶん意味はない」と彼はいいました。

　彼は、この10年間で大きな利益を上げた銘柄などをつぶやきながら、コンビニへ立ち寄り、レジでTポイントカードを出して買い物をしました。そして、帰りはタクシーではなく、市内を走る路線バスに乗って家路につきました。

　ほうぼうで講演などをされている医師で、もちろん医師としても尊敬していますが、個人投資家としても彼に追いつきたいという気持ちを持っています。

医学生時代に1億円稼いだ女性

　医学生時代から投資に踏み切れる人というのは多くありません。その理由は、医学生は経済学に疎い人が多いこと、また、投資に踏み切るだけの余裕資金がないこと、の2点です。しかし、そのいずれもクリアして、医学生時代に1億円を稼いだ女性を私は1人だけ知っています。

　彼女は別に家が金持ちというわけではありませんでした。ただ、一度旧帝

大の経済学部に入学し、３年次に医学部に編入してきました。彼女は大学時代のアルバイトでいくらかの預貯金がありました。彼女は、それを４年間で１億円にしたのです。

　私が彼女に出会った2015年、彼女は医学部５年生のころでした。この時点で資産運用額は7,000万円でした。医学部５年生で7,000万円を運用している人なんて、世の中にいるんだろうか、とびっくりしました。

　私は、彼女の投資手法に興味がありました。

　彼女も、私と同じく日本株を主体に資産運用額を増やしていったようですが、私にはマネできない投資眼を持っていました。圧倒的な成長企業を見抜く力に長けていることです。圧倒的な成長企業とは、たとえばユニクロのファーストリテイリング（9983）、ニトリホールディングス（9843）、ゾゾタウンのZOZO（3092）などです。昔はぱっとしなかった企業ですが、今では誰でも知っている大企業になりました。

　私の株式投資のモットーは、本来の企業価値が割安に放置された銘柄に投資をする「バリュー投資」ですが、彼女は化け物みたいに成長する企業に投資する「グロース投資」を主にしていたのです。

　保有している銘柄は、キーエンス（6861）、サカイ引越センター（9039）など、今振り返れば株価が右肩上がりの銘柄ばかりでした（図6-3、図6-4／→p.282）。2015年の時点から見ても、これらの株価はさらに数倍になっています。そのため、彼女は医学生を卒業する段階で、すでに１億円の資産を達成していたのです。オソロシイ才能です。

　現在彼女は医師７年目ですが、運用額は４億円近くになっていると聞きました。結婚して、育児休暇中だそうです。

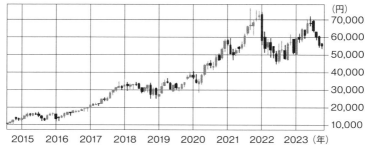

図6-3　キーエンス（6861）の株価推移（2015〜2023年）

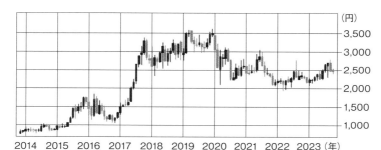

図6-4　サカイ引越センター（9039）の株価推移（2014〜2023年）

なぜ、億り人はケチなのか？

　私も含めてですが、多くの資産を築きあげることができても、金銭感覚は
あまり変わりません。Tシャツで5,000円はちょっと高いなと思いますし、昼
ごはんは安い牛丼で済ませようと思うことだってあります。

　要はケチな人種が、億り人になりやすいということでしょう。

格言

節倹は大いなる収入である。
　　　　　　　　　　　　マルクス・トゥッリウス・キケロ（古代ローマの政治家）

実際に、私の知り合いの億り人の多くが、"**ケチ**"です。ケチと聞くと守銭奴のような悪いイメージがありますが、ケチというのは、実は個人投資家にとって最高の褒め言葉です。財布のヒモを絞ることができるし、目の前の商品の価値がよくわかる人間だからです。

　そして興味深いのは、ほとんどの若手"億り人"は、自分がたくさんの資産を運用していることを周囲に一切言わないことです。まぁ、言えばウワサが立ちますし、働きにくいですよね。私も、職場の同僚には運用資産額を言っていません。

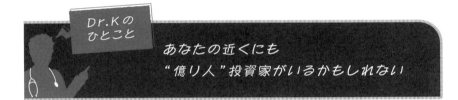

Dr.Kの
ひとこと

あなたの近くにも
"億り人"投資家がいるかもしれない

6 他人からの
儲け話は信じない

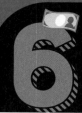

タメノ先生: 歩いているだけでお金が入ってくる投資があるらしいです。

Dr.K: そ、そんな、ばかな……！

タメノ先生: 1日の歩数に応じてお金がもらえるんですが、条件があって、1ヶ月で3人以上会員に勧誘しないといけないんです。そうすると1日の歩数のノルマが減るんですよ。先生も会員になりませんか？

Dr.K: ピピー！　それはネズミ講というやつです！

タメノ先生: え、ネズミ？　ネズミは勧誘できないなあ……。

Dr.K: ち、ちがいますよ、タメノ先生……。お金を数えてばかりじゃなくて、ちゃんと勉強してくださいよ……。

ウマイ話にゃウラがある

　私は、これまでいくつもの投資話を持ちかけられた経験があります。怪しい不動産投資、クリニック開業出資、投資教材マネジメント、新興国の金発掘業者への投資など。もちろん、どれにも手は出していません。その理由は、「他人が儲け話を持ってくることはあり得ない」という確信があったからです。

　いいですか、もしノーリスクで100万円を得られるハナシがあったなら、他人に言いませんよね。アナタが100万円をもらえばいいだけです。それを他人に話すということは、ノーリスクで100万円を得られるというのが真っ赤なウソだからです。小学生でもわかる簡単なロジックなのです。

　「ウマイ話にゃ、ウラがある」という誰でもわかりそうなことなのに、医師ですら簡単に引っかかってしまうのが今の世の中。この本ですら、そしてドクターKの存在ですら、「本当か？」と疑うスタンスが大事です。いや、私は実在します、安心してください。

　しかし、あまり疑い深くなってしまうと、日常臨床で患者の発言を疑ってしまったり、検査結果を疑ってしまったり、疑心暗鬼なドクターになってしまうのでご注意を。患者の言うことを信じない医師なんて、やっていけません。

　投資を始めて間もないころ、いろいろなウェブサイトでメールアドレスを登録すると、そこから情報が洩れて大量の投資情報が届くようになります。私も何年も前に登録したたった1つの投資サイトから情報が洩れて、今では迷惑メールに毎日30通以上のメールが届いています（写真6-1／→p.286）。中には良心的なサイトもあるのかもしれませんが、私の経験ではその99％が詐欺です。シクシク。

　また、最近LINEの詐欺が横行しています。SNSで投資に関するLINEグループへ勧誘し、「本尊」と呼ばれる著名投資家に入金させるという手法です。

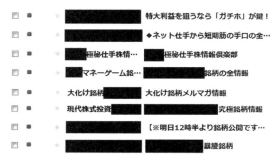

写真6-1　私の迷惑メールフォルダ：毎日30通以上投資関連のメールが届く

たとえば、2023年3月、ある男性医師がLINEグループですすめられたアプリで総額900万円を元手にFX取引を始めたところ、ある日突然アプリが起動しなくなったそうです。警察に相談したところ、LINE投資詐欺であることが発覚しました。

　先ほどの「儲かるハナシは他人に教えるはずがない」の論理で冷静に考えると、これらは、まず間違いなくクロです。見分けるポイントは、「●●氏が推奨、暴騰株！」「あなただけに教えます、マル秘銘柄」「みんな儲かっています」などのような煽り口調の誘い文句です。大量にスパムメールを発信しておいて、「あなただけ」なんてことがあるはずがありません。まぁ、この本の読者なら大丈夫でしょう。

格言

> 情報はすべて危険である。
> 情報はあらゆる形態を装う。
>
> **ジェシー・リバモア**（投資家）

銀行員ですら疑え

　ある程度の預貯金があると、いろいろな勧誘がやってきます。「あなたたち一体どこからやってきたの？」と思うような場合だってあります。また、研

修医の方々は、自分が医師であると言いふらすと、お金を奪おうとする人たちが大挙して押し寄せてくるので注意してください。**医師であるあなたに興味があるのではなく、あなたの持っている医師免許とお金に興味があるのです**。

　銀行員がすすめてくる投資信託は、100％ダメです。ごめんなさい、良心的な銀行員もいるかと思いますが、私の見解では百発百中でダメな商品をすすめてきます。ダメ、というのは10年後、20年後にリターンがあまりにもショボイ、ということです。もしかすると、マイナスリターンになるかもしれない。

　投資信託というのは、ファンドマネージャーにお金を預けて運用してもらうことを意味します。しかし、手数料が高い投資信託は、お金が集まりません。銀行ではそういう手数料が高い投資信託を取り扱っていることが多いのです（いろいろな利益相反があるのでしょう）。私がこれまで銀行員10人くらいと話した印象では、銀行員がすすめてくる投資信託は間違いなく投資価値がありません。

　マネーのプロである銀行員ですら疑うこと。それがマネーリテラシーを高めることにつながるのです。

　203ページにも書いたように、研修医になってから病院にかかってくる「節税のための不動産投資」の電話も、100％悪徳業者なので注意してください。

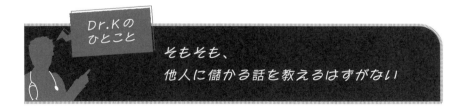

Dr.Kのひとこと

そもそも、
他人に儲かる話を教えるはずがない

COLUMN 14

ねずみ講

ねずみ講とは、加入者が下位の会員をねずみ算的に増やしていくことで、加入者が利益を得るシステムのことで、れっきとした詐欺です。「無限連鎖防止法（無限連鎖講の防止に関する法律）」によって禁止されています。

たとえば「年金たまご事件」が有名です。これは、健康食品の販売会社が行っていたねずみ講です。勧誘するときに「会員になり、健康食品を毎月1万3,500円分購入すれば、積み立て年金型ボーナスが3ヶ月ごとに増額し、1年後には約19万円、2年後には約340万円を受け取ることができる」というものです。既存の会員へのボーナスは、後から加入した会員からのお金が回ってくるというねずみ講でしたが、当然ながら実体のないビジネスは破綻に行きつきます。

投資を始めると、必ず甘い勧誘がどこかでやってきます。加害者として加担することはないと思いますが、騙されないように気をつけてください。

7 あなたの選ぶ診療科は本当にそれでよいか

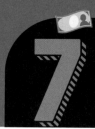

カリタ先生

私は大学院に進学したら、救急医の資産運用に対する新薬について研究したいと思っています。

素晴らしいです。きっと成功すると思います。

Dr.K

カリタ先生

さっそくK先生で、この秘薬を試したいのですが（謎の瓶）。

（ゾッ）い、いや結構です。

Dr.K

カリタ先生

さささ、どうぞ。グイッと……！

い、いや……。イヤーー！！

Dr.K

研修医として研鑽を積んだ後、専門を決めることが多いでしょう。そうでない人もいますが、9割以上の人は、専門領域を決めるはずです。そのとき、必ず**自分と家族の人生を考えてから選んでください。**

　神経難病に興味があるから神経内科に行きたいという人もいれば、外科手術が好きだから消化器外科に行きたいという人もいるでしょう。しかし、そういった医学的側面だけで選ぶのではなく、"**働き方**"を必ず考えてください。

　あなたの今後働く病院でのその診療科の位置付けはどうでしょう？　忙殺されないでしょうか？　当直はどのくらいでしょう？　診療科内全体に、「大学の医局に入らなければならない」という風潮が根付いていないでしょうか？

　──そして、お金はどのくらい貯まりますか？

　私が今の診療科を選んだとき、興味がある診療科が3つありました。これらのうち、将来できるであろう家族に使える時間が多くなる診療科を取ったのは事実です。実際、定時までに病院に来て、定時に仕事を終えて、家族と一緒にごはんを食べられる生活を送っています。私と同じくらいの収入しかないのに、週に何回も当直をして、夜中に電話が鳴ってたたき起こされて、という生活をしている勤務医もたくさんいます。

　家族ができると、価値観は大きく変わります。私は子どもが生まれた後、ここまで溺愛するとは思ってもいませんでした。「家族の幸せのために、お金を稼ぎたい」と心から思えるようになったのです。昔は自分の趣味ばかりにお金を使っていましたが、今では家族が笑顔になってくれるよう、1円でも多くのお金を効率的に運用できる方法を考えています。

　医学生や研修医のみなさんにはまだ実感がわかないかもしれませんが、夢を追い求めている医師でさえも、子どもが1人できるだけで人生の舵の方向は大きく変わります。それほど家族というのは、自分の価値観を変えてくれ

る存在なのです。

　俯瞰的に見れば、**医師のマネープランというのは、あなたの人生観と表裏一体**です。すべての医学生と若手医師には、人生のどこかで大きな分岐点がやってきます。お金を取るか、家族を取るか、やりがいや夢を取るか。それらを今からしっかりと考えて、あなただけのキャリアパスを歩んでほしいと思っています。

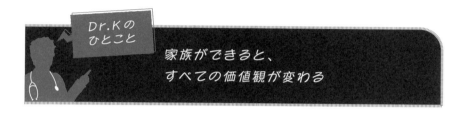

Dr.Kの
ひとこと

家族ができると、
すべての価値観が変わる

おわりに

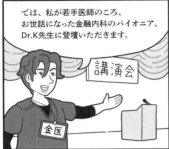

では、私が若手医師のころ、
お世話になった金融内科のパイオニア、
Dr.K先生に登壇いただきます。

講演会

金医

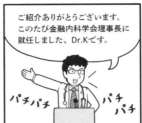

ご紹介ありがとうございます。
このたび金融内科学会理事長に
就任しました、Dr.Kです。

パチパチ パチパチ

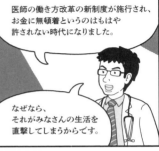

医師の働き方改革の新制度が施行され、
お金に無頓着というのはもはや
許されない時代になりました。

なぜなら、
それがみなさんの生活を
直撃してしまうからです。

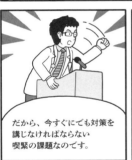

だから、今すぐにでも対策を
講じなければならない
喫緊の課題なのです。

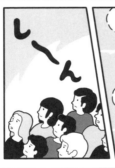

し〜ん

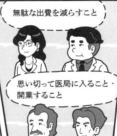

無駄な出費を減らすこと

思い切って医局に入ること・
開業すること

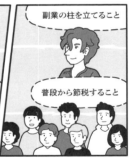

副業の柱を立てること

普段から節税すること

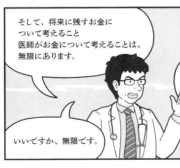

そして、将来に残すお金に
ついて考えること
医師がお金について考えることは、
無限にあります。

いいですか、無限です。

この学会の理念は、
「マネーリテラシーの裾野を
若手医師に広げること」です。
無限に広がる大海原の荒波を
乗り越えるためには、
次の世代を育てていく
必要があります。

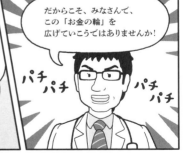

だからこそ、みなさんで、
この「お金の輪」を
広げていこうではありませんか!

パチパチ パチパチ

お金の勉強をすれば、あとは自分の資産をどうやって増やすのかを考え、実践するだけです。しかし、毎日お金のことばかり考えていると病気になっちゃうので、たま〜に自分の資産運用について考えるくらいがちょうどよい。

　この本ではお金のことばかり書いてきましたが、ドクターKからの最後の助言です。

格言

> お金よりも患者を診よ。
>
> 　　　　　　　　　　　　　　　　　**Dr.K**（投資家医）

　あなたが医師として働くのなら、患者さんに迷惑をかけてはいけません。外来中に株価をチェックするような愚行は冒してはいけません、絶対に。お金のせいで医師としてのプロフェッショナリズムが維持できないなら、お金のことを考えるのはやめてください。誰が何と言おうと、「お金は大事」です。しかし、お金に溺れてはいけません。あくまで趣味の一つ程度にとどめておいてください。そのほうが、きっとうまくお金とつきあっていけます。

付録

格言一覧

● 金だけが人生ではない。だが、金がない人生もまた人生とは言えない。
（サマセット・モーム / 小説家 / p.10）

● 交渉とは、相手から最善を引き出すことだ。
（マーヴィン・ゲイ / ミュージシャン / p.29）

● 労働は生きるための手段であって、生きることではない。
（ジョサイア・G・ホランド / 詩人・小説家 / p.32）

● お金持ちを貧乏にしたところで、貧乏な人がお金持ちにはなれません。
（マーガレット・サッチャー / イギリス元首相 / p.37）

● 業績を上げる最大のカギは責任感である。
（ピーター・ドラッカー / 経営学者 / p.45）

● 時間はあなたの人生の貨幣である。あなたが所有する唯一の貨幣であり、
それをどう使うかを決められるのはあなただけだ。
（カール・サンドバーグ / 詩人・作家 / p.51）

● 今こそ大きなチャンスのときである。だが、それを知っている人は実に少ない。
（ヘンリー・フォード / フォード・モーター創設者 / p.67）

● 生きている間は、何事も延期するな。決断を避けていると、その分だけ遅れを
取ってしまう。やがて、失われた日々を嘆いてばかりの毎日となる。
（ゲーテ / 詩人 / p.68）

● 将来が不確実であることを認識している賢い人がいる一方で、
何もわかっていないことに気づかない賢くない人もいる。
（ハワード・マークス / 投資家 / p.70）

● 後悔とは、やってしまったことにするものじゃなくて、
やらなかったことにするもの。
だから私はチャンスがきたら必ずトライするわ。
（キャメロン・ディアス / 女優 / p.97）

● 節約せずに誰も金持ちにはなれない。
　そして、節約する者で貧しい者はいない。
（サミュエル・ジョンソン / 文学者 / p.103）

● たいていの成功者は
　他人が時間を浪費している間に先へ進む。
（ヘンリー・フォード / フォード・モーター創設者 / p.109）

● 結婚して幸福になるには、汗の苦労を絶えず分かち合わねばならない。
（ナポレオン・ボナパルト / フランス第一帝政皇帝 / p.116）

● 家は生活の宝石箱でなくてはならない。
（ル・コルビュジエ / 建築家 / p.134）

● 少し食べ、少し飲み、そして早くから休むことだ。これは世界的な万能薬だ。
（ウジェーヌ・ドラクロワ / 画家 / p.139）

● この世で確実なものは、死と税金だけだ。
（ベンジャミン・フランクリン / 政治家・科学者 / p.146）

● 賢く考えていながら、愚かに行動してしまうのが、人間の性だ。
（アナトール・フランス / 詩人 / p.148）

● 敗者は、チャンスよりも保障を望む。
（ロバート・キヨサキ / 投資家 / p.185）

● 投資で成功するカギは自分自身に内在する。
（ベンジャミン・グレアム / 投資家 / p.192）

● リスクは、自分がやっていることを理解していないことから生まれる。
（ウォーレン・バフェット / 投資家 / p.199）

● 誰もが株式市場を理解する知力を持っている。
　小学校5年生までの算数をやり遂げていれば、あなたにも絶対できる。
（ピーター・リンチ / 投資家 / p.201）

- 麦わら帽子は冬に買え。
  （作者不明、相場格言 / p.202）

- ポーカーをやり始めて20分たっても、
  まだ誰がカモかわからない人は、自分がカモなのだ。
  （ウォーレン・バフェット / 投資家 / p.207）

- 財を遺すは下、事業を遺すは中、人を遺すは上なり。
  （後藤新平 / 政治家 / p.245）

- 若いときは、金こそ人生で最も大切なものだと思っていた。
  今、年を重ねてみると、その通りだと知る。
  （オスカー・ワイルド / 詩人、作家、劇作家 / p.252）

- 生き残るのは最も強い者や最も賢い者ではなく、
  変化に最もうまく対応できる者だ。
  （チャールズ・ダーウィン / 地質学者・生物学者 / p.259）

- 感謝は、過去を意味あるものとし、今日に平和をもたらし、
  明日のための展望を創る。
  （メロディ・ビーティ / 作家 / p.272）

- 節倹は大いなる収入である。
  （マルクス・トゥッリウス・キケロ / 古代ローマの政治家 / p.282）

- 情報はすべて危険である。情報はあらゆる形態を装う。
  （ジェシー・リバモア / 投資家 / p.286）

- お金よりも患者を診よ。
  （Dr.K / 投資家医 / p.293）

用語一覧

第1章
収入と所得（p.14）
源泉所得税（p.22）
年末調整（p.24）
社会保険（p.28）
医院承継・医院継承（p.43）
医師の働き方改革（p.55）
ポートフォリオ（p.64）
投資信託（p.68）
信用取引（p.70）

第2章
NISA（ニーサ）（p.87）
富裕層（p.89）
特定支出控除（p.91）
キャッシュフロー（p.95）
キャッシュフロー表（p.100）
インフレとデフレ（p.121）
ヘッジ（p.121）
固定資産税（p.132）

第3章
確定申告（p.147）
控除（p.150）
バリュー投資（p.162）
信託報酬（p.176）

第4章
トイレットペーパー騒動（p.191）
証券口座（p.193）
減価償却費（p.206）
相対取引（あいたいとりひき）（p.207）

第5章
掛け捨て（p.243）

第6章
贈与（p.270）

Dr. K

関西の病院で働く40歳代の勤務医。リーマンショック後に株式投資に目覚め、600万円の元手から資産運用を開始。幾度となく挫折を味わいながら勉強を続け、現在2ケタ億円を運用している。著書に『忙しい医師でもできる Dr.Kの株式投資戦術』（中外医学社）がある。日経メディカル Online、m3.comで連載中。

医学生・若手医師のための
誰も教えてくれなかったおカネの話 第2版

2019年2月1日　第1版 第1刷
2022年2月1日　第1版 第9刷
2024年6月20日　第2版 第1刷　©

著　者	Dr.K
発行者	宇山閑文
発行所	株式会社金芳堂
	〒606-8425京都市左京区鹿ケ谷西寺ノ前町34番地
	振替　01030-1-15605
	電話　075-751-1111（代）
	https://www.kinpodo-pub.co.jp/
制　作	清塚あきこ
組　版	HON DESIGN
イラスト	鈴木順幸
印刷・製本	モリモト印刷株式会社

落丁・乱丁本は直接小社へお送りください．お取替え致します．

Printed in Japan
ISBN978-4-7653-1999-7